ARZT
UND
JUGENDARBEITSSCHUTZGESETZ

ARZT
und Jugendarbeitsschutzgesetz

Ein Taschenbuch mit Berufskunde

von Dr. med. K. SIEBERT
Direktor des Landesinstituts für Arbeitsmedizin, Berlin

mit einer Einführung von

Ministerialrat Dr. med. K. KOETZING
Bundesministerium für Arbeit und Sozialordnung, Bonn

1961

WALTER DE GRUYTER & CO.
vormals G. J. Göschen'sche Verlagshandlung
J. Guttentag, Verlagsbuchhandlung · Georg Reimer · Karl J. Trübner · Veit & Comp.

BERLIN

Archiv-Nr. 51 98 61

Satz und Druck: Walter de Gruyter & Co., Berlin W 30

Einführung

Das Gesetz zum Schutze der arbeitenden Jugend (Jugendarbeitsschutgesetz) vom 9. August 1960 stellt dem Arzt umfangreiche und wichtige Aufgaben, da ihm in dem Sechsten Abschnitt (§ 45 bis 53) die „gesundheitliche Betreuung" der Jugendlichen übertragen ist. Inzwischen hat der Bundesrat am 16. Juni 1961 der „Verordnung über die ärztlichen Untersuchungen nach dem Jugendarbeitsschutzgesetz" zugestimmt, die am 1. Oktober 1961 in Kraft treten wird. Aus diesen gesetzlichen Regelungen ergibt sich für die Ärzteschaft die große Chance, das Vertrauensverhältnis zwischen dem Arzt, dem Jugendlichen, seinen Eltern und Erziehungsberechtigten wesentlich zu stärken. Nicht auf die Untersuchung allein kommt es an, sondern auch auf die Beratung des jungen in das Arbeitsleben tretenden Menschen und seiner Eltern. Die Ärzteschaft hat die weittragende Bedeutung dieser Aufgaben erkannt. Sie hat ferner erkannt, daß unsere medizinischen Kenntnisse in Sonderheit über die Altersbreite zwischen dem 14. und 18. Lebensjahr lückenhaft sind. Daher wurde von den Ärzteorganisationen bereits damit begonnen, Einführungskurse in dieses Gebiet zu veranstalten. Um den hier in Betracht kommenden Aufgaben gerecht werden zu können, wird das vorliegende Taschenbuch eine wertvolle Hilfe sein. Bedeutungsvoll sind die kurzen Hinweise für die Ausfüllung des Untersuchungsbogens. Ganz besonders wichtig ist dann die Übersicht über die Berufskunde aus arbeitsmedizinischer Sicht, da sich der untersuchende Arzt sowohl im Untersuchungsbogen als auch in der ärztlichen Bescheinigung für den Arbeitgeber über diejenigen Arbeiten zu äußern hat, durch deren Ausübung er die Gesundheit des Jugendlichen für gefährdet hält.

Im Bundesministerium für Arbeit und Sozialordnung wird ein Merkblatt zur Ausfüllung des Untersuchungsbogens ausgearbeitet. Hierdurch wird aber die praktische Bedeutung dieses Taschenbuches für den Arzt in keiner Weise eingeschränkt.

Bonn, 29. Juni 1961 Dr. K. Koetzing

Vorwort

Das neu erlassene Jugendarbeitsschutzgesetz dient, wie alle sozialen Gesetzgebungen, dem Schutz von Gesundheit und Leben des arbeitenden Menschen. Die Präventivmaßnahmen, welche nunmehr der gesamten Ärzteschaft bei Durchführung dieses Gesetzes zufallen, sollen zu einem vollen Erfolg führen und dem Jugendlichen dazu verhelfen, denjenigen Arbeitsplatz zu erreichen, welcher seinen körperlichen und geistigen Fähigkeiten am meisten entspricht. Bei den Nachuntersuchungen soll zugleich ermittelt werden, ob die dem Jugendlichen zugemutete Arbeit seiner körperlichen Entwicklung zuträglich war. Bei eindeutig mit beruflicher Tätigkeit in Zusammenhang stehenden körperlichen Schäden kann rechtzeitige Warnung für den gesamten Lebensweg des Jugendlichen von Nutzen sein und auch dem Arbeitgeber zu erkennen geben, daß er unter Umständen die Arbeitsmethoden ändern muß.
Es ist meine Absicht, mit dem vorliegenden Taschenbuch dem vielbeschäftigten Arzt in kurzer Zusammenfassung arbeitsmedizinische Anhaltspunkte für eine den Vorstellungen des Gesetzgebers entsprechende Durchführung der Untersuchungen zu bieten.
Keineswegs soll hier ein Ersatz für die umfassende Literatur der allgemeinen Medizin und ihrer Spezialgebiete geschaffen werden. Ich habe mich vielmehr darauf beschränkt, die Begriffe der Arbeitsphysiologie und -psychologie, der Gewerbehygiene und der Klinik der Berufskrankheiten zu erläutern,

weil sonst der Rahmen dieses Tachenbuchs von vornherein gesprengt wäre. Hinweise auf einzelne Fachgebiete wird der interessierte Leser im Literaturverzeichnis des Anhangs finden. Die beigefügte Berufskunde kann einen Anspruch auf Vollständigkeit nicht erheben; sie soll jedoch in großen Zügen eine Information über die Merkmale bestimmter Tätigkeiten geben. Die heutige technisierte Welt läßt eine pausenlose Fortentwicklung der Arbeitsverfahren, Arbeitsstoffe und Arbeitsgeräte erkennen, so daß eine Berufskunde vermutlich niemals vollständig sein kann, weil sie ständig von Neuerungen überrollt wird.

Bei der Zusammenstellung der Merkmale einzelner Berufe und Tätigkeiten wurde ich von meinen Mitarbeitern Dr. med. RIEBENACK, Dr. med. RASCHKE und Dr. med. STOLLENZ unterstützt, denen ich hierfür zu danken habe.

Berlin, im Juli 1961 K. SIEBERT

Inhaltsübersicht

Einleitung

Mit dem Beschluß des Bundestages und Bundesrates, an der Durchführung des VI. Abschnittes des Jugendarbeitsschutzgesetzes alle approbierten Ärzte zu beteiligen, ergibt sich der gesetzlich fundierte Auftrag, nunmehr die gesamte Ärzteschaft für die gesundheitliche Betreuung der am Erwerbsleben teilnehmenden Jugendlichen heranzuziehen.

Der vom Bundesarbeitsministerium zusammen mit den Vertretern der Ärzteschaft ausgearbeitete Untersuchungsbogen setzt eine einheitliche Beantwortung der fest umrissenen Fragen voraus (Kästchensystem).

Der größte Teil dieses Untersuchungsbogens entspricht dem üblichen Ablauf der Untersuchungen aus der Praxis eines jeden Arztes und läßt keine Schwierigkeiten erwarten. Es ist die *erste repräsentative Vorbeugungsuntersuchung der Jugendlichen über die Schulzeit hinaus* und ausgerichtet auf die zukünftig zu leistende Erwerbsarbeit.

Bei den vorgesehenen Untersuchungen ist der Arzt gehalten, sich über den Gesamtbefund des Jugendlichen zu äußern. Auffällig wird dabei besonders sein, daß die Meßwerte heute unter Berücksichtigung der in aller Welt beobachteten Akzeleration nicht mehr früheren, in Somatogrammen erstellten Werten entsprechen. Diese Zahlenangaben stammen zumeist aus schulärztlichen Untersuchungen und reichen nicht bis zur Vollendung des 18. Lebensjahres hin. Sie können auch nur annähernd zur Auswertung herangezogen werden, weil sich der Entwicklungsstand der Jugendlichen in Stadt und Land unterschiedlich darstellt. Gewisse landsmannschaftliche Voraussetzungen können heute nicht mehr in dem Maße wie früher zur Grundlage genommen werden, da Krieg und Zeitenwirren eine Bevölkerungsverschiebung verursacht haben.

Ein ungefährer Maßstab, getrennt für männliche und weibliche Probanden, wird bei der Beurteilung von Größe und Gewicht jedoch notwendig sein, um wesentliche Abweichungen in der Entwicklung zu erkennen. In Berlin bei etwa 5000 Jugendlichen zu Beginn und im Verlauf ihres Erwerbslebens durchgeführte eigene Untersuchungen gestatteten, ein Somatogramm zusammenzustellen (s. S. 46), dessen Mittelwerte wohl im allgemeinen überall in Deutschland Anwendung finden können. Zwei Drittel dieser Jugendlichen waren Großstadtkinder, ein Drittel der Untersuchten kam aus Mittel-, Kleinstädten und Landbezirken (Umsiedlerfamilien).

Der Wille des Gesetzgebers kommt den untersuchenden Ärzten insofern entgegen, als wohl erwartet werden kann, daß häufig der *Hausarzt* einer Familie auch der *Untersuchungsarzt* des betreffenden Jugendlichen im Rahmen des Jugendarbeitsschutzgesetzes ist. In diesem günstigen Falle kennt der Arzt die Familienvorgeschichte und den Entwicklungsgang des Jugendlichen schon und vermag sein Urteil leicht abzugeben, was sich insbesondere auch bei der Beurteilung des psychischen Entwicklungsstandes auswirken dürfte.

Aus einer *einmaligen* und *erstmaligen* Untersuchung eines bis dahin unbekannten Jugendlichen hingegen können die gerade im Pubertätsalter auftretenden Erscheinungen der Unausgeglichenheit, Ablenkbarkeit, Ängstlichkeit oder Unsicherheit keineswegs sicher beurteilt werden.

Mitteilungen in der allgemeinen Presse, aber auch in Fachzeitschriften, lassen die Vorstellungen über den Entwicklungsstand unserer heranwachsenden Jugend als sehr unterschiedlich erkennen. Bei den Jahrgängen aus der Zeit des Kriegsendes und der ersten Nachkriegsjahre sind Entwicklunsbeeinträchtigungen nicht auszuschließen, so daß bei den derzeitigen Jahrgängen das Geburtsjahr noch eine besonders große Rolle spielen kann. Aus der Besserung der wirtschaftlichen Verhältnisse in Deutschland erklärlich, ist zu erhoffen, daß der Prozentsatz der entwicklungsgeschädigten Jugendlichen in einigen Jahren absinken wird.

Nach einer Statistik der Schulärzte und einem Bericht des Deutschen Gewerkschaftsbundes über den Gesundheitszustand der deutschen Schulkinder und der erwerbstätigen Jugend aus der Nachkriegszeit ist ersichtlich, daß in einem hohen Prozentsatz Haltungsschwächen einschließlich Wirbelsäulenveränderungen, Rachitisfolgen und Fußschäden vorliegen. Nervöse Erscheinungen und psychisch bedingte Verhaltensstörungen werden in bemerkenswerter Zahl beobachtet. Es ergibt sich zwangsläufig, daß bei diesen Jahrgängen Ermüdungs- und Erschöpfungserscheinungen in höherem Maße erwartet werden müssen und ihre Belastbarkeit vermindert sein wird. Allerdings zeigten eigene Beobachtungen, daß sich mit Berufsbeginn die körperliche Verfassung der Jugendlichen häufig schnell günstiger gestaltet.

Wenn der durchschnittliche Krankenstand der Jugendlichen zur Zeit vielerorts über dem Betriebsdurchschnitt liegt, kann dies jedoch nicht immer nur einer besonderen Anfälligkeit zur Last gelegt werden, sondern es kommen noch andere, naheliegende Gründe hinzu.

Die über den Entwicklungsstand verlangte Entscheidung ist weitgehend abhängig von den Erfahrungen des Arztes. Bei den männlichen Jugendlichen ist zu unterscheiden zwischen nicht erkennbarem Beginn der Pubertät, einsetzender Pubertät mit angedeuteter Schambehaarung und altersentsprechender Pubertät. Bei weiblichen Jugendlichen sind Eintritt der Menarche, Grad der Schambehaarung und der Mammaentwicklung entsprechend zu bewerten.

Die nach dem Untersuchungsbogen möglichen *Ergänzungsuntersuchungen* (Facharztbefunde) dürften meist nur dann notwendig sein, wenn *frühere* spezifische Befunde, etwa aus schulärztlichen Untersuchungen, aus Fürsorgestellen, Kliniken und dergleichen nicht ausreichend zur Verfügung stehen.

Entscheidend für die gesamte Untersuchung ist *die Beurteilung* des Probanden (Abschnitt VII, S. 43). Hier könnten Kenntnisse aus dem Praxisbereich des Untersuchenden eine wesentliche Hilfe sein, wenn er aus den Beschreibungen seiner Patienten die Möglichkeit gewinnt, sich von der Art der Tätigkeit eine Vorstellung zu machen. Das wird vorwiegend jedoch nur der Fall sein, wenn es sich um althergebrachte Erwerbszweige (Handwerk) handelt.

Die Entwicklung der Industrie, in welcher der größte Teil der Jugendlichen seine Erwerbsarbeit aufnimmt, läßt ständig neue Arbeitsformen erwarten und zwingt immer wieder zu anderer Beurteilung dieser Arbeitsarten aus medizinischer Sicht (z. B. in der Fabrikation und Weiterverarbeitung neuer Kunststoffe wie Kunstharze und dergleichen, neuer Textilfasern, unterschiedlicher Lack-, Anstrich- und Entfettungsmittel usw.).

Natürlich kann von dem Untersucher keine eingehende Kenntnis der speziellen Arbeitsmedizin erwartet werden. Es gibt jedoch genügend staatliche Institutionen, bei denen er fachliche Auskünfte erhalten kann, z. B. auf den Dienststellen der Landesgewerbeärzte, in den arbeitsmedizinischen Instituten, bei den Werksärzten, den Gewerbeaufsichtsämtern, Berufsgenossenschaften usw. Damit kann der Arzt sehr wohl in die Lage versetzt werden, ein objektives Urteil zu fällen, ohne sich selbst zeitraubende eigene Informationen an Ort und Stelle beschaffen zu müssen. Diese würden ohnehin schon deshalb oberflächlich bleiben, weil die Industrie im allgemeinen nicht geneigt ist, irgendwelche Daten über Herstellungsverfahren preiszugeben. Die Erfahrung lehrt auch, daß dem Verarbeiter bestimmter Industrieprodukte oft die Zusammensetzung der zugelieferten Materialien selbst nicht bekannt ist.

Darüber hinaus dem vielbeschäftigten Arzt eine Möglichkeit zu *schneller Information* zu bieten, ist das Anliegen dieses Taschenbuches. Es soll ihn in die Lage versetzen, *die Fragen in Abschnitt VII* des Untersuchungsbogens so zu beantworten, daß der Jugendliche mit Hilfe des Arztes an den rechten Arbeitsplatz gestellt werden kann. In diesem Zusammenhang dürfte es sich als vorteilhaft erweisen, wenn der Untersucher gerade in den Fällen, in denen er von einer bestimmten Tätigkeit abraten muß, die Merkmale der vorgesehenen Arbeiten kennt und unter Berücksichtigung der Ergebnisse seiner Untersuchungsbefunde seine Ansicht vertreten kann.

Bei den

Nachuntersuchungen

die im Rahmen des Jugendarbeitsschutzgesetzes vorgesehen sind (§ 45 [2]), steht die Frage des ursächlichen Zusammenhanges mit der Arbeit bei Ermittlung bestimmter abweichender Befunde gegenüber dem ersten Untersuchungsergebnis im Vordergrund. Um bei der Klärung der Ätiologie einen etwaigen Zusammenhang zwischen neu festgestellten krankhaften Veränderungen und der Einwirkung der heutzutage vielfältig wechselnden Arbeitsstoffe erkennen zu können, bedarf es einiger technischer Vorstellungen.
Die Beschränkungen, welche dem Arbeitgeber durch das Jugendarbeitsschutzgesetz auferlegt sind, entsprechen der Vorbeugung, damit der Jugendliche mit seiner noch begrenzten Leistungsfähigkeit nicht überfordert wird.

Der Sinn der Vorbeugeuntersuchungen nach dem Jugendarbeitsschutzgesetz ist jedoch durchaus nicht darin zu sehen, den Jugendlichen von allen möglichen Arbeiten fernzuhalten, die ihn etwa psychisch und physisch erheblich beanspruchen.

Leicht könnte es zu einer weder vom Gesetzgeber gewollten noch ärztlicherseits erstrebenswerten Minderbeanspruchung kommen, wenn nicht ganz objektiv die dem Jugendlichen zumutbaren Anforderungen bewertet werden. Allein die bei der Untersuchung gewonnenen Befunde sollen die Grundlage bieten für eine Bewertung des Gesamtzustandes des Jugendlichen in bezug auf die Art der Belastung und Anforderungen, welche dem zukünftig Berufstätigen zugemutet werden dürfen. Aus den Anlagen dieses Taschenbuches sind diejenigen gesetzlichen Bestimmungen zu entnehmen, welche aus Gründen des Arbeitsschutzes die Aufnahme bestimmter Tätigkeiten verbieten. So dürfen, um nur einige Beispiele zu nennen, Jugendliche nicht als Sandstrahlbläser, nicht in Akkumulatorenfabriken mit Bleiarbeiten und nicht mit Caissonarbeiten beschäftigt werden.

1. TEIL

Entwicklung des Jugendarbeitsschutzes

Mit Beginn des Maschinenzeitalters zu Anfang des 19. Jahrhunderts änderte sich das Gesicht der deutschen Landschaft und die Lebensform der Bewohner. Wenn bis dahin Deutschland als Agrarland mit kleinen Handwerksbetrieben sich seine Eigenständigkeit erhalten hatte, wurde nunmehr durch die Industrialisierung und die Umstellung auf Fabrikarbeit mit entsprechenden Maschinen ein erheblicher Teil der Bevölkerung von den emporschießenden Farbikbetrieben angezogen. Mangels entsprechender Arbeitsschutzbestimmungen entwickelten sich jedoch sehr schnell bei der Beschäftigung der Arbeitnehmer Mißstände. Nicht nur Männer, sondern auch Frauen und Kinder wurden in Fabriken zur Arbeit eingesetzt. Übermäßig lange Arbeitszeiten, Nachtarbeit und Beschäftigung von Kindern sogar unter neun Jahren in Fabriken (Webereien), in Berg- und Hüttenwerken und dergl. waren nicht nur in anderen europäischen Ländern, sondern *auch in Deutschland* eine bedauerliche Folge der rasch fortschreitenden Industrialisierung.

Erst als sich bei den Rekrutierungen eine zunehmende Zahl von wehrdienstuntauglichen Jugendlichen herausstellte, wurden die Staatsorgane auf einen offenbaren Mißbrauch der kindlichen Arbeitskraft aufmerksam. Durch die Bestimmungen des Regulativs von 1839 und durch ein Preußisches Gesetz vom 16. Mai 1853 wurde die Beschäftigung von Kindern unter neun Jahren verboten; dieses Beschäftigungsverbot wurde später auf ein Mindestalter von zwölf Jahren erhöht. Es wurden Arbeitszeitbeschränkungen unter Hinweis auf die Notwendigkeit des regelmäßigen Schulbesuchs durchgeführt. Im Jahre 1853 folgte die Einrichtung von Fabrikinspektionen, welche sich der Einhaltung dieser ersten Arbeitsschutzbestimmungen hauptsächlich in bezug auf die Kinderarbeit annehmen sollten. Späterhin erschienen weitere Arbeitsschutzgesetze und -bestimmungen, welche bis zum Jahre 1914 für einen Teil gewerblich beschäftigter Jugendlicher gewisse Schutzmaßnahmen vorsahen (Kinderschutzgesetz aus dem Jahre 1903). Sie erfaßten aber nur die Jugendlichen aus gewerblichen Betrieben und ließen insbesondere die Beschäftigung von Kindern und Jugendlichen in der Landwirtschaft und den Klein- und Kleinstbetrieben außer acht.

Erst mit der in der Demobilmachungsanordnung von 1918/19 getroffenen Bestimmung des für alle Arbeitnehmer geltenden *Achtstundentages* wurde *auch* für die *Jugendlichen* diese zeitliche Begrenzung gültig.

Wohl waren in der Gewerbeordnung den Gewerbeaufsichtsbehörden gewisse Aufsichtsbefugnisse zugestanden; die Unübersichtlichkeit der Geltungsbereiche machte jedoch eine Neuordnung der gesetzlichen Maßnahmen erforderlich, die erstmalig im

Jugendschutzgesetz vom 30. 4. 1938

verhältnismäßig klare Bestimmungen erbrachte. Es wurde grundsätzlich ein Verbot der Beschäftigung von Kindern unter 14 Jahren ausgesprochen, dem jedoch zahlreiche Ausnahmemöglichkeiten keine ausreichende Wirksamkeit gaben. Das Schutzalter der Jugendlichen wurde von 16 auf 18 Jahre heraufgesetzt, wodurch die Begrenzung der täglichen Arbeitszeit, das Verbot der Nachtarbeit, Ruhezeit, Pausen und Urlaub geregelt wurden.

Heimarbeit, Beschäftigung in Familienbetrieben, insbesondere in Landwirtschafts-, Gärtnerei- und Forstbetrieben, boten jedoch mancherlei Möglichkeiten, eine dem Entwicklungsstand des Jugendlichen entsprechende Belastungsgrenze nicht immer einzuhalten.

Das

Jugendarbeitsschutzgesetz vom 9. 8. 1960

schafft nunmehr übersichtliche Verhältnisse. Für Eltern und Sorgeberechtigte ebenso wie für den Jugendlichen selbst und auch für den Arbeitgeber sind so eindeutige Formulierungen gefunden, daß erwartet werden kann, daß der Schutz der arbeitenden Jugend nunmehr uneingeschränkt *allen Jugendlichen in allen Erwerbszweigen* zugute kommt.

Dem Arzt als dem berufenen Hüter gesundheitlicher Interessen der Bevölkerung ist hier ein erhebliches Mitspracherecht vom Gesetzgeber zugestanden worden.

Der Arzt wird heute nicht mehr allein im Bereich des Erkennens, Behandelns und Heilens von Krankheiten tätig sein können, sondern die *Vorsorge* für die Erhaltung der Gesundheit spielt eine ebenso entscheidende Rolle im ärztlichen Beruf. Belastungsschäden aus den Entwicklungsjahren des in den Arbeitsprozeß eingegliederten Menschen machen sich oft erst Jahrzehnte später bemerkbar, zum Nachteil des Betreffenden mit frühzeitiger Invalidisierung oder vorzeitigem Kräfteverbrauch und somit ungünstigen Auswirkungen auf die Lebenserwartung.
Rechtzeitige Alarmierung der für die Abwehr von Gesundheitsschäden im Berufsleben zuständigen technischen und medizinischen Aufsichtsorgane kann hier viel Segen schaffen. Leiden und Sorgen können verhütet werden, welche durch Einwirkungen an der Arbeitsstätte entstehen, wo der Mensch den Lebensunterhalt für sich und seine Familie erwirbt.

2. TEIL

Das Jugendarbeitsschutzgesetz

Das Jugendarbeitsschutzgesetz vom 9. August 1960, veröffentlicht im Bundesgesetzblatt 1960, Teil I, Seite 655, wird am 1. Oktober 1961 auch für die Ärzteschaft eine wesentliche Mitbeteiligung in den gesetzlich vorgeschriebenen Maßnahmen bewirken.

In den

§§ 45 bis 53

dieses Gesetzes (siehe Anlage) ist vorgesehen, daß ärztliche Untersuchungen durchzuführen sind. Der Jugendliche muß innerhalb der letzten zwölf Monate vor Beginn seiner ersten Beschäftigung von einem Arzt untersucht worden sein. Dem Jugendlichen oder seinen Sorgeberechtigten und dem Arbeitgeber wird eine von dem untersuchenden Arzt auszufertigende Bescheinigung nach Vordruck ausgehändigt. Diese ist für den Arbeitgeber insofern verbindlich, als er nur nach Vorlage dieser Bescheinigung den Jugendlichen in ein Beschäftigungsverhältnis übernehmen darf.

Vor Ablauf des ersten Beschäftigungsjahres ist eine Nachuntersuchung jedes Jugendlichen durchzuführen, aus welcher nunmehr im Vergleich zu der ersten Untersuchung der inzwischen erreichte Entwicklungsstand des Jugendlichen zu ermitteln ist und etwaige durch die Tätigkeit verursachte Schäden festzustellen sind. Den Kreis der Jugendlichen, welche dieses Gesetz betrifft, regelt der § 2 des Jugendarbeitsschutzgesetzes. Er umfaßt also den Personenkreis der 14- bis 18jährigen.

An den untersuchenden Arzt treten damit erhebliche Anforderungen heran, die sich einmal daraus ergeben, daß das Bild des männlichen und weiblichen Jugendlichen als eines noch in einem Entwicklungsstadium befindlichen Menschen sehr unterschiedlich sein kann und sich kaum in eine Norm fassen läßt, zum anderen handelt es sich um ein

Jugendarbeitsschutzgesetz

woraus entnommen werden muß, daß die hier vorgesehenen Präventivuntersuchungen dem

Schutz des Jugendlichen vor schädigenden Einflüssen der Arbeit

bei seiner weiteren körperlichen und geistigen Entwicklung dienen sollen.

Schließlich wird aus der Nachuntersuchung ersichtlich werden, in welchem Ausmaß sich unter Umständen

nachteilige Folgen aus der Berufstätigkeit für den Jugendlichen

ergeben haben, die etwa eine Änderung der Beschäftigungsform des Jugendlichen im einzelnen oder innerhalb des betreffenden Betriebes empfehlenswert erscheinen lassen. Auch inzwischen erlittene Unfälle oder den Unfallereignissen gleichzusetzende Berufskrankheitserscheinungen und -folgen (Sechste Verordnung über Ausdehnung der Unfallversicherung auf Berufskrankheiten (Sechste Berufskrankheiten-Verordnung — 6. BKVO) vom 28. April 1961 (Bundesgesetzblatt Teil I, 1961, Nr. 30, S. 505 bis 507) sollen im Befund unter der Rubrik „Erläuterung“ festgelegt werden,

3. TEIL

Ziel der Untersuchung

Der Umfang der Untersuchung ist im Bundesgebiet und Westberlin schon von der Anzahl der Jugendlichen aus den einzelnen Jahrgängen her gesehen beachtlich und wird den vollen Einsatz der gesamten Ärzteschaft erfordern. Daß aus diesen Untersuchungen ein *Erfolg* resultiert, ist *mit Sicherheit zu erwarten*, denn gerade die breite Mitwirkung *aller* ärztlichen Kreise läßt erhoffen, daß das ärztliche Urteil über den Entwicklungs- und körperlichen Zustand der Jugendlichen so erarbeitet wird, daß sowohl im eigenen als auch im volkswirtschaftlichen Interesse ermöglicht wird, jeden jugendlichen Beschäftigten an den Platz zu bringen, an dem er nach seinen Anlagen, seiner Vorbildung und seinem Entwicklungsstand die besten Leistungen vollbringen kann.

In die Beurteilung sind die Begriffe Hygiene und Gesundheit einzubeziehen, welche nach *Pettenkofer* und *Oesterlen* nicht nur die Krankheitsverhütung im Sinne einer gegen negative äußere Einflüsse gerichteten Gefahrenabwehr, sondern auch eine positive Stärkung des Gesundheitszustandes umfassen.

Dem entspricht auch die Definition des Begriffes der Gesundheit in dem Vorwort zur Charta der Weltgesundheitsorganisation, wonach Gesundheit nicht nur Freisein von Krankheit, sondern körperliches, geistiges und soziales Wohlbefinden bedeutet.

Verhältnismäßig einfach gestaltet sich die Beurteilung dann, wenn der Jugendliche ein festes Berufsziel hat, etwa schon im Besitze eines Lehrvertrages als

Lehrling

ist. Hier ist meist schon eine Berufsberatung vorangegangen oder eine Absprache mit dem zukünftigen Lehrherrn, der sich von den Fähigkeiten und Fertigkeiten seines zukünftigen Mitarbeiters gern vorher überzeugt. Die Arbeitsstätte selbst und der Meister sind überprüft in bezug auf die Eignung für eine Lehrlingsausbildung. Es gilt dann nur noch, die Eigenheiten der einzelnen Lehrberufe zu berücksichtigen, wofür sich in der anliegenden Zusammenstellung der Berufe (s. S. 49ff.) dem untersuchenden Arzt eine Übersicht darbietet.
Dazu muß man wissen, daß sich heute die Lehrberufe nicht mehr allein auf das althergebrachte Handwerk erstrecken, sondern zahlreiche Lehrberufe auch in das industrielle Geschehen eingebaut sind, wie z. B. der Beruf des Hand- oder Maschinenformers in der Metallgießerei, des Betonbauers im Baugewerbe, des Federkernmachers in der Sprungfedermatratzenherstellung u. a. Die industriellen Lehrberufe entsprechen nicht mehr absolut den Vorstellungen handwerklicher Ausbildung selbst aus der jüngst vergangenen Zeit.
Der industrielle Fortschritt und die

Automation

haben wesentlich dazu beigetragen, daß heute

Facharbeiter

und

ungelernte Arbeiter

eine ebenso große Rolle spielen wie Handwerker mit Gesellen- bzw. Meisterprüfung. Die Beschäftigung dieser Personengruppen findet vorwiegend in solchen Industriezweigen statt, in denen der Betreffende nach angemessener Anlernzeit in die Lage versetzt wird, meist unter Bedienung komplizierter Maschinen, welche wiederum häufig von anderen Maschinen selbstgesteuert werden, die Massenfertigung von industriellen Gütern zu lenken. Hohe Verdienstmöglichkeiten, aber auch entsprechende Belastungen sind gerade hier nicht selten zu beobachten.

Jugendliche unterliegen natürlich auch der Verlockung nach höherem Gewinn und frühzeitigen Möglichkeiten, sich die Erzeugnisse des technischen Zeitalters leisten zu können und sind nach meinen Erfahrungen deshalb weniger geneigt, mit ihren Kräften hauszuhalten. Leider werden Jugendliche nicht selten auch von ihren Angehörigen zur Steigerung ihrer Lohnbeträge angehalten.

Akkord- und Fließbandarbeiten

sind nach dem Jugendarbeitsschutzgesetz (§ 38) für Jugendliche

verboten.

Schließlich führt die Automation und die Zunahme der an den Menschen *geistig hohe Ansprüche stellenden* maschinellen Einrichtungen dazu, daß in der Industrie vielfach hochqualifizierte Facharbeiter, welche die Funktion der Maschinen beherrschen, frühzeitig in das

Angestelltenverhältnis

übernommen werden. Die Zahl der Angestellten in manchen Industriezweigen nimmt auf diese Art merklich zu. Hier präsentiert sich eine Elite von Technikern, Handwerkern und Facharbeitern, welche nicht mehr so sehr einer körperlichen als einer wesentlich erhöhten nervlichen Belastung ausgesetzt ist. Man kann allerdings beobachten, daß die einseitige Ausbildung der Fähigkeiten und Fertigkeiten in einem bestimmten Fachgebiet den Schaffensdrang des einzelnen nicht immer voll befriedigt. Der Wert handwerklicher Ausbildung wird dadurch vielfach herabgesetzt und verleitet manchen Jugendlichen, von einer Handwerksausbildung Abstand zu nehmen oder eine begonnene Ausbildung vorzeitig abzubrechen.

Wenn nun bisher nur von Lehrlingen, Facharbeitern und höher qualifizierten Angestellten die Rede war, ist doch zu beachten, daß ein sehr großer Teil der Jugendlichen sich weder einem Lehrberuf noch einem Anlernberuf zuwendet.

Die Industriearbeiterschaft zum Beispiel setzt sich nur zu 20% aus Handwerkern mit Lehrausbildung zusammen, zu 20% aus Angelernten und Facharbeitern, und der Rest von 60% ergibt die Zahl der

ungelernten Arbeiter.

Der Grund, einen Lehrberuf trotz bestehender Möglichkeit nicht anzufangen, ist leider nicht selten in dem Drängen nach schnellem Gewinn als Arbeiter im Stundenlohn zu suchen. Das häufige Fehlen des Vaters infolge der Kriegs- und ersten Nachkriegsereignisse macht sich in der Beratung und Zielstrebigkeit nach meinen Erfahrungen hier zur Zeit noch sehr bemerkbar. Ferner ist zu beobachten, daß eine nicht geringe Zahl von Jugendlichen glaubhaft bestrebt ist, einen schnellen Verdienst zu erreichen, um die allein arbeitende Mutter entlasten zu können.

In Großbetrieben mit entsprechenden Einrichtungen wie Lehrlingswerkstätten, Meistern, Sicherheitsingenieuren, Werksärzten usw., ist die Sorge für Ordnung und charakterliche Sauberkeit gewährleistet. Bei der anonymen Masse der in den Arbeitsprozeß hereinströmenden, meist als ungelernte Arbeiter beschäftigten jungen Mädchen und jungen Männer besteht nicht überall die gleiche Selbstverständlichkeit für diese Voraussetzung. Es ist denkbar, daß Jugendliche leicht unter den Einfluß älterer Mitarbeiter geraten und vielfältigen Eindrücken ausgesetzt sind.

Dem Jugendlichen, welcher nicht in einem Lehrverhältnis steht, bieten die §§ 37 bis 44 des Jugendarbeitsschutzgesetzes in bezug auf die Verpflichtungen der Arbeitgeber allerdings auch bedeutend bessere Vorbedingungen.

Zur Zeit wird man wohl leider noch damit rechnen müssen, daß nur in gut organisierten, großen Lehrlingswerkstätten der Tatsache Rechnung getragen wird, daß die Funktion der Organe des Jugendlichen noch nicht der Leistungsfähigkeit eines ausgewachsenen Menschen entspricht und somit auf die geringere Spannbreite der Arme, die Greiffähigkeit der Hände usw. entsprechende Rücksicht zu nehmen ist. Die Mehrzahl der

Jugendlichen wird mit Arbeitsgeräten und Arbeitsmitteln beschäftigt werden müssen, welche für die Körpermaße der Erwachsenen zutreffen. Klein- und Kleinstbetriebe, auch unqualifizierte Arbeitsplätze für ungelernte Arbeiter können vielleicht schon allein aus materiellen Erwägungen heraus dieser an sich selbstverständlich anmutenden Forderung nicht immer sofort gerecht werden.

Maßnahmen der Gewerbeaufsichtsbehörden und der technischen Aufsichtsbeamten der Berufsgenossenschaften können sich hier in jedem Einzelfalle günstig auswirken; zum Beispiel auch durch Bereitstellung von Sitzgelegenheiten an allen nur denkbaren und geeigneten Arbeitsplätzen. Fehlentwicklungen oder Wachstumshemmungen, insbesondere in Form von Skelettdeformierungen, sind dadurch oft zu vermeiden.

Einschränkende Empfehlungen des untersuchenden Arztes

können im Hinblick auf eine Gefährdungsabwehr ebenfalls günstige Voraussetzungen schaffen, wenn auf die verminderte Belastbarkeit ausdrücklich hingewiesen wird.

Dieser Hinweis spielt nicht nur im Hinblick auf das Skelettsystem, sondern auch für das Herz, die Kreislauf- und Atmungsorgane sowie die Haut eine maßgebliche Rolle.

Licht-, Lärmeinflüsse, Erschütterungen und besondere betriebsbedingte Temperaturen

können nachteilige Auswirkungen hervorrufen und bedürfen genauso der Berücksichtigung wie die Möglichkeiten der Einwirkung von

Stäuben, Gasen und Dämpfen.

In bestimmten Berufen ist an die Einwirkung von

Lösemitteln

zu denken, welche den Säurefettmantel der Haut zu schädigen

vermögen. Schließlich kommen noch solche Arbeitsstoffe in Betracht, die nach den Erfahrungen der Arbeitsmedizin eine

allergisierende Wirkung

ausüben können.

Für den untersuchenden Arzt ergibt sich bei der Auslegung des Jugendarbeitsschutzgesetzes die Notwendigkeit, sich mit den Problemen der Physiologie und der Pathologie in den Entwicklungsjahren im einzelnen auseinanderzusetzen.

Sicher muß man, dem jugendlichen Alter entsprechend, außer an körperliche Entwicklungsfehler auch an solche der Charakterbildung denken. Zum Beispiel kann ein Jugendlicher durch Spieltrieb, Leichtsinn oder Übermut Gefahren für sich oder andere herbeiführen, welche sich wiederum in den Krankheits- und Unfallziffern der Sozialversicherungsträger abzeichnen. Durch die ärztlichen Entscheidungen aus den Vorbeugeuntersuchungen wird sich zwangsläufig ergeben, daß die Krankheitsziffern der Jugendlichen absinken.

Die Einheitlichkeit des Fragebogens mit der Notwendigkeit der gleichförmigen Beantwortung aus der Befunderhebung sichert die Möglichkeit statistischer Feststellungen. Selbstverständlich ist der *individuellen Beurteilung* des Jugendlichen nach den *Ansichten und Erfahrungen des Arztes* trotz des Untersuchungsschemas genügend Raum gelassen.

Der Arzt übt im Rahmen der vorgesehenen Untersuchungen jedoch *keinesfalls eine richtungsweisende Berufsberatung* aus, und so wird er seine einschränkenden Anordnungen in der Untersuchungsbescheinigung meist sehr allgemein halten müssen. Es bleibt dann den Jugendlichen und seinen Sorgeberechtigten überlassen, hier im einzelnen zu entscheiden, ob entsprechend dem Vorschlag des Arztes bestimmte Arbeiten vermieden werden sollen.

Vorgeschriebene Einstellungsuntersuchungen, etwa in der Porzellanindustrie oder im Tiefdruckgewerbe, gehören nicht zu den Untersuchungen aus dem Jugendarbeitsschutzgesetz und belasten den Arzt infolgedessen nicht.

4. TEIL

Der Ablauf der Untersuchung

Der Untersuchungsbogen soll hier nur kurz besprochen werden. Körperliche Befunde lassen sich weitgehend fixieren, funktionelle Maßstäbe müssen jedoch von dem Arzt auf Grund seiner Berufserfahrung mit eingebaut werden, wenn der Erfolg erreicht werden soll, daß dem Jugendlichen aus seinem beginnenden Arbeitsleben kein körperlicher Schaden entsteht.
Die von dem Arzt bei dem Jugendlichen zu erhebende, vorgeschriebene Anamnese ist für die Beurteilung des Gesamtbildes des Probanden durch den Arzt entscheidend. Grundsätzlich wird der Untersucher erkennen müssen, daß die festen diagnostischen Begriffe hier mit ihren Maßstäben bei dem in einem bedeutsamen Entwicklungstadium befindlichen Jugendlichen nicht so ausgewertet werden können, wie sie etwa in der Pädiatrie sich für den Entwicklungstand eines sechs Monate alten Säuglings nach wissenschaftlichen Erfahrungen anbieten, oder wie sie nach allgemeinen medizinischen Erkenntnissen als Mittelwerte etwa für einen dreißigjährigen Mann oder für eine dreißigjährige Frau gelten können.

Es scheint nicht zweckmäßig, die bei der Untersuchung des Jugendlichen mit anwesenden Angehörigen zuerst zur Vorgeschichte zu hören. Die Eltern versuchen dies von sich aus sehr gern, zumal der Jugendliche selbst oft etwas befangen ist.

Selbstverständlich sind auch Angaben der Eltern, bei Nachuntersuchungen auch der Arbeitgeber und der Werksärzte von großer Bedeutung. Sie

sollten nur getrennt von den Mitteilungen des Jugendlichen selbst bewertet werden.

Die Anamnese mit allen durchgemachten Erkrankungen, insbesondere auch Krankenhausaufenthalten, möglichst mit Zeitangaben, kann oft wirksam vervollständigt werden durch spezielle Angaben über besondere Neigungen, Fähigkeiten und sportliche Leistungen. Solche Mitteilungen sind oft am ehesten geeignet, das Bild über einen Jugendlichen abzurunden.
Befunde der Amtsärzte über Gesundheit und Entwicklung eines Jugendlichen, in welche der Arzt nach

§ 51 (2) des Jugendarbeitsschutzgesetzes

vertraulichen Einblick nehmen kann, sind als wirksame Ergänzung zur Eigenanamnese oft sehr brauchbar.

I. Familienvorgeschichte

Nach Beantwortung der Fragen zu I a und I b *beginnt bei I c* die eigentliche *medizinische Fragestellung.*

Zu I c *Krankheiten in der Familie*

Hier ist unter anderem auf solche Erkrankungen zu achten, bei welchen die Möglichkeit erbbiologischer Auswirkungen vorhanden ist, wie z. B. Asthma, Ekzem, Heuschnupfen, Schwerhörigkeit, Taubstummheit, Krampfleiden, Geisteskrankheiten, Blutkrankheiten, Tuberkulose, Diabetes.

II. Eigene Vorgeschichte

Zu II a *Schulbildung, gewünschter Beruf*

Es empfiehlt sich, bei bestimmten Berufswünschen den vorgesehenen Beruf *genau* anzugeben, beispielsweise Tischlerlehrling, Handformerlehrling, Maschinenformer-Anlernling, Chemiefacharbeiter in der Lackfabrikation, Arbeiter in der nichtalkoholhaltigen Getränkeindustrie, Hilfsarbeiter im Straßenbau, ungelernter Arbeiter in einer Papierfabrik, Wäschereiarbeiterin, Löterin, Montiererin für elektronisch gesteuerte Anlagen.

Zu II b *Angeborene Schäden*

Angeborene Schäden lassen sich oft schon durch entsprechende Angaben und Vorbefunde schnell und eindeutig klären. Häufig werden mitgebrachte oder anzufordernde Facharztbefunde, Röntgenaufnahmen usw. äußerste Genauigkeit bieten können.

Zu II c *Frühere Krankheiten*

Unter der Rubrik „Frühere Krankheiten" interessiert für die Beurteilung natürlich der Zeitpunkt, wann die Erkrankung auftrat, ob sie abgeklungen ist oder Folgeerscheinungen bestehen. Hier kann unter dem Abschnitt „Sonstige" gegebenenfalls eine kurze zusätzliche Erklärung von Nutzen sein.

Zu II f *Jetzige Beschwerden*

Bei den unter „Jetzige Beschwerden" geforderten Angaben ist weniger an *Über*treibung als gelegentlich an *Unter*treibung zu denken, wenn der betreffende Jugendliche ein bestimmtes Arbeitsziel vor Augen hat, welches er unbedingt erreichen will, selbst wenn körperliche Leiden oder Mängel vorhanden sind.

Im Falle einer akuten Erkrankung oder bestehender ärztlicher Behandlung empfiehlt sich die Beschaffung von Befunden nach Genehmigung durch die Angehörigen bzw. Nachuntersuchung nach Abklingen der akuten Erscheinungen. Es wird jedoch sicher recht häufig der Fall eintreten, daß der behandelnde Arzt gleichzeitig als Untersuchungsarzt für die vorgeschriebene Untersuchung aus dem Jugendarbeitsschutzgesetz herangezogen wird, wodurch diesbezügliche Unübersichtlichkeiten vermieden werden.

Zu II g *Rö-Untersuchung (Thorax)*

Ergibt sich aus der Fragestellung.

Zu II h *Schwindel, Kollaps usw.*

Angaben aus dieser Ziffer sind für beabsichtigte Beschäftigungen dann von Bedeutung, wenn Gefährdungen befürchtet werden können, zum Beispiel bei Schwindelanfällen (Bauberufe). Kollapsneigung bedeutet für den Arbeitenden selbst Sturz-, Verbrühungs- oder Verbrennungsgefahr, ggf. auch für andere Mitarbeiter. Kopfschmerzen bei Jugendlichen sollten in ihrer Ursache — eventuell fachärztlich — geklärt werden. Bei Angaben über Übelkeit muß berücksichtigt werden, daß unter Umständen eine besondere Empfindlichkeit gegen Gerüche vorhanden ist und sich Arbeiten unter intensiver Geruchseinwirkung — etwa Azeton u. ä. — nicht für den betreffenden Untersuchten eignen (s. auch Berufskunde S. 49ff.).

III. Arbeitsvorgeschichte

Zu III a *Bereits ausgeübte Arbeiten*

Sofern gewerbliche Arbeiten bereits ausgeübt wurden, erscheint es unerläßlich, eine genaue Befragung in den Fällen durchzuführen, wo nicht Lehr- oder Anlernberufe angegeben werden. Unter dem Begriff Arbeiter oder Hilfsarbeiter zum Beispiel verbirgt sich eine große Zahl verschiedener Arbeitsvorgänge.

Zu III b *Beschwerden nach III a*

Bei der Angabe über entstandene Beschwerden beim Arbeiten ist die Art der Tätigkeit mit Merkmalen zu beschreiben; nicht etwa „Chemiearbeiter", sondern z. B. „Maschinenarbeiter bei der Instandhaltung und Reinigung von Maschinen an Kühlanlagen mit Frigen", „Arbeiter an Misch- und Knetmaschinen, Kranen, Stetigförderern, Rührwerksbehältern, Kugelmühlen, Trockentrommeln, Zentrifugen". Bei Arbeitern in der Landwirtschaft, in der Gärtnerei, im Forstbetrieb empfiehlt sich die nähere Bezeichnung „Pflanzarbeiter", „Hilfsarbeiter in der Schädlingsbekämpfung", „Erntearbeiter für Hackfrüchte, Getreide" usw.

Bei weiblichen Jugendlichen ist die Frage nach häuslicher mithelfender Arbeit sehr wesentlich, da sich hieraus unter Umständen eine Überbeanspruchung ergeben kann.
Auch wenn weibliche Probanden in einem allgemein für Frauen üblichen Beruf beschäftigt werden, ergeben sich oft belastungsmäßig sehr voneinander abweichende Tätigkeitsmerkmale; zum Beispiel bei Arbeiterinnen in einer Wäscherei erhebliche Tragebelastung beim Transport frischer Bettwäsche ohne mechanische Hilfseinrichtungen, vorwiegendes Stehen in Nässe oder in feuchtwarmer Luft beim Bügeln und Rollen.

IV. Befund

Zu IV 01—04 *Gesamtkonstitution*

Die hier geforderte Typenfeststellung der Konstitution bedingt zwar keine tabellarischen Vergleichswerte, etwa nach den bekannten Aufstellungen von *Kretschmer*, *Höhne* oder *Schröder*, jedoch wird es erforderlich sein, eine Beurteilung nach

schlankwüchsiger, muskulärer oder runder Form (leptosom, athletisch, pyknisch)

oder deren Mischformen zur Grundlage zu nehmen, um sich über den Gesamteindruck des Jugendlichen zu orientieren.

Zu IV 05 *Haut*

Die Beschreibung des Hautbefundes gewinnt im Rahmen der heutigen industriellen Fertigung zunehmend an Bedeutung. Bei Umgang mit hautaggressiven Arbeitsmaterialien können sich frühzeitig Schäden bemerkbar machen, zum Beispiel nach Arbeit mit Mineralölen und -fetten, Lösemitteln, Säuren und Laugen, Chromverbindungen usw., besonders wenn ein Ekzem in der Vorgeschichte ermittelt werden konnte.
Aknebefunde sind nur ausschlaggebend, wenn sie über den Rahmen der in der Pubertät vielfach beobachteten Erscheinungen hinausgehen und Neigung zu schweren Krankheitsbildern, wie etwa der Akne conglobata oder indurata, aufwei-

sen oder gar durch Sekundärinfektion entstandene Akne pustulosa vorliegt. Die Gemütsverfassung kann durch solche Leiden, besonders wenn das Gesicht betroffen ist, wesentlich beeinträchtigt sein.

Pigmentanomalien, Schuppenflechte, Fischhaut, Pilzerkrankungen, Hautveränderungen durch Verschmutzung und Ungeziefer sollen in Verbindung mit vorgesehener oder schon ausgeübter beruflicher Tätigkeit beurteilt werden. Übermäßige Schweißentwicklung der Haut (Schweißhände, Schweißfüße) ist nachteilig in Berufen, in welchen das Tragen von Gummistiefeln, -handschuhen, -schürzen oder sonstiger Gummischutzkleidung unvermeidbar ist. Bestimmte Tätigkeiten, wie Uhrmacher, einzelne Aufgabengebiete des Feinmechanikers, Edelmetallbearbeiters (in) und Sintermetallverarbeiters (in), sind ebenfalls bei Schweißhänden nicht zu empfehlen.

Zu IV 06 *Lymphknoten*

Ergibt sich aus der Fragestellung.

Bei Vergrößerung der Lymphknoten ist die Ätiologie von Bedeutung.

Zu IV 07 *Sehfähigkeit*

Die Prüfung der Sehleistung soll an jedem Auge einzeln mit Zahlen und Buchstaben vorgenommen werden. Die Voraussetzungen müssen bei speziellen Berufsvorstellungen des Jugendlichen der Arbeitswirklichkeit möglichst nahekommen, wobei außer an Handwerks- und Anlernberufe mit bekannten Ansprüchen auch daran gedacht werden sollte, daß die heutigen Fertigungsmethoden der Industrie vielfach erhöhte Ansprüche an das Nahsehvermögen stellen (z. B. bei Montiererinnen in der Elektroindustrie). Ausreichendes Raumsehvermögen muß in vielen Berufen, z. B. in der Feinmechanik, im graphischen Gewerbe, gesichert sein.

Bei Brillenträgern ist die Sehschärfe (Sehvermögen mit Brillenkorrektion) anzugeben. Es muß bedacht werden, daß Brillenträger bei Arbeiten in mit Wasserdampf erfüllten Räumen

(Wäschereien) oder mit häufigem Temperaturwechsel (Kellereien) durch Beschlagen der Gläser behindert sein können. Chronisch entzündliche Veränderungen der Augenbindehäute und der Tränenwege können für Berufe im Freien und Tätigkeiten, bei denen die Einwirkung von Stäuben, Gasen und Dämpfen erwartet werden kann, hinderlich sein.

Zu IV 08 *Farbtüchtigkeit*

Die Farbtüchtigkeit ist für das Ausüben einer Reihe von Berufen Vorbedingung (Maler, graphisches und photographisches Gewerbe, Filmindustrie usw.). Sie soll nach den einschlägigen Untersuchungsmethoden (z. B. *Stilling*sche Tafeln) vorgenommen werden und muß bei Brillenträgern auch mit Glas geprüft werden.
Abweichungen des Farbensinnes können von großer Bedeutung werden im Verkehrsgewerbe, aber auch beispielsweise in der chemischen Industrie, wo bestimmte Leitungsrohre mit gefahrbringendem Inhalt durch besondere Farbanstriche gekennzeichnet sind, oder in der Elektroindustrie, wo Leitungsdrahtqualitäten durch Farben unterschieden werden müssen (z. B. bei der Montage elektronischer Anlagen, Verteiler und im Fernmeldewesen).

Zu IV 09 *Hörfähigkeit*

Bevor die Hörprüfung durchgeführt wird, ist es zweckmäßig, eine Besichtigung der Trommelfelle mit Entfernung etwa vorhandener Zeruminalpfröpfe vorzunehmen.
Wenn eine Hörstörung vorliegt, ist im Rahmen dieser Untersuchung nicht gefordert, Sitz und Art derselben durch komplizierte Untersuchungsmethoden festzustellen.
Die Hörweite muß für jedes Ohr einzeln geprüft werden, wobei die Methode der sonst in der Praxis üblichen Aufstellung mit Abdichtung des einen Ohres bei abgewandtem Gesicht ausgeführt werden kann. Es soll in möglichst gleichmäßiger Stärke der Flüstersprache mit Doppelzahlen geprüft werden (z. B. 33, 55, 88, 66, 77).

Wenn in *6 m Entfernung* in gleichmäßiger Lautstärke vorgesprochene Flüsterzahlen oder auch Flüsterworte vom Patienten im ruhigen Untersuchungsraum verstanden werden, ist das Gehör als *normal* anzusehen.

Bei *leichter Schwerhörigkeit* wird Flüstersprache in Entfernung von *mindestens 4 m* verstanden.

Mittelstarke Schwerhörigkeit bedingt Höreinschränkung für Flüstersprache von *4 bis 1 m.*

Hochgradige Schwerhörigkeit beginnt bei Flüstersprache *unter 1 m.* Wird die Flüstersprache gar nicht oder nur aus nächster Entfernung verstanden, so soll mittels Umgangssprache oder der lauten Sprache noch weiter geprüft werden.

Von dieser Feststellung der Hörweite eines Hörbehinderten für Umgangssprache mit beiden Ohren hängt die Verwendungsfähigkeit im Berufsleben ab; denn Warnzurufe oder Anordnungen in lauter Sprache müssen in vielen Arbeitsbereichen auf jeden Fall sicher verstanden werden, um Gefährdungen des Jugendlichen oder seiner Umgebung auszuschalten.

Die Beurteilung von Radikaloperationen oder Mittelohrentzündungen mit oder ohne Warzenfortsatzentzündung ist in dem Befund nicht gefordert. Es dürfte jedoch unter „Erläuterungen des Befundes" ein entsprechender Hinweis zweckmäßig sein, da nach Radikaloperationen Empfindlichkeit gegen Temperaturschwankungen erwartet werden kann.

Eine Gleichgewichtsprüfung ist zwar im Untersuchungsbogen nicht vorgesehen, sollte aber in bezug auf Ermittlungen vorhandener Zeichen einer Störung der Gleichgewichtsfunktion zusätzlich ausgeführt werden, sofern Jugendliche einen Beruf ergreifen wollen, in welchem Gleichgewichtsstörungen eine Gefährdung bedeuten.

Zu IV 10 — *Nasenatmung*

Bei der Nasenatmung sind die Fragen entsprechend der Überlegung gestellt, daß die Nase als Respirationsorgan die Aufgabe erfüllen muß, Atemluft vorzuwärmen, anzufeuchten und Staubbeimengungen in der Atemluft abzufangen. Gleichzeitig ist das Geruchsvermögen mit zu beachten, weil es für das frühzeitige Erkennen von Gefahrenmomenten im Erwerbsleben häufig notwendig oder Berufsvorbedingung ist (z. B. Nahrungsmittelgewerbe, Parfumindustrie usw.).

Bei Verlegung der Luftwege in der Nase wird die Nasenatmung durch die Mundatmung ausgeglichen, und die vorgenannten Möglichkeiten des Schutzes der oberen und tieferen Luftwege und der Gefahrenwahrnehmung vermindern sich.

Eine Beurteilung der Nasennebenhöhlen ist nicht vorgesehen.

Die Prüfung der Nasenfunktion soll sich also auf die Beurteilung der Luftdurchgängigkeit und des Geruchssinnes erstrecken.

Es ist jede Nasenöffnung auf ihre Durchgängigkeit einzeln zu prüfen. Ausblasen der eingeatmeten Luft durch eine Nasenöffnung, etwa gegen einen Wattebausch oder einen vorgehaltenen blanken, kalten Metallspatel, bietet ausreichende Beurteilungsmöglichkeit.

Der Geruchssinn läßt sich durch leicht flüchtige Stoffe prüfen, z. B. mit einem Wattebausch, welcher mit Essig, Terpentinöl oder mit Duftstoffen getränkt ist.

Zu IV 11 *Gebiß*

Der Gebißbefund ist zwar *nicht* mit einem Schema ausgestattet, jedoch ist es zweckmäßig, Einzelbezeichnungen in bezug auf kariöse, zerstörte, abgebrochene, fehlende und behandelte Zähne, Zahnfleisch- und Mundschleimhauterkrankungen unter den Erläuterungen anzugeben.

Zu IV 12 *Tonsillen*

Etwa vorliegende Veränderungen der Tonsillen können sich in einer Hyperplasie allein, aber auch in einer entzündlichen Hypertrophie äußern, ggf. mit Übergang zu chronischer Tonsillitis.

Zu IV 13 *Mißbildung (Mund, Rachen)*

In Frage kommen Stellungsanomalien der Zähne und des Kiefers, operierte Lippen- oder Kieferspalte ohne Sprachstörung, operierte Gaumenspalte mit geringer Sprachstörung, operierte oder nicht operierte Gaumen-, Kiefer- oder Lippenspalte mit Sprach- oder Schluckbehinderung, besonders auch unter Berücksichtigung der Möglichkeiten der hierdurch beeinträchtigten Leistung der Atmungswege.

Zu IV 14 *Schilddrüse*

Über- und Unterfunktion der Schilddrüse sind nach den Erfahrungen des Untersuchers unter Berücksichtigung der Tatsache zu bewerten, daß sich die Probanden im Pubertätsalter befinden. Schwere körperliche Arbeiten oder nervlich besonders belastende Feinstarbeiten sollen bei entsprechenden Befunden möglichst vermieden werden.
Lagebeziehung zum Kehlkopf und zur Luftröhre muß bei Vergrößerung der Schilddrüse näher bezeichnet werden.

Zu IV 15 *Lungen*

Der Begriff des Krankhaften soll sich hier keinesfalls auf akute Befunde ausrichten, deren Abklingen durch kurzfristige Nachuntersuchung überprüft werden kann. Es sollen vielmehr rezidivierende oder chronische Katarrhe der Luftwege, Bronchialasthma, Folgen einer Pleuritis, einer Tuberkulose usw. beurteilt werden.
Bei der Tuberkulose wird ein Rückgriff auf bereits gefertigte Röntgenbilder wohl stets möglich sein.
Arbeiten mit besonderer Belastung der Atmungsorgane (Schwerarbeit, Arbeit im Freien und unter Einwirkung von Stäuben, Gasen und Dämpfen) sind bei chronischen Erkrankungen der Atmungsorgane für den Jugendlichen nicht zu empfehlen.
Erfahrungen aus der Allergieforschung ergeben, daß beim voll entwickelten Asthma bronchiale häufig eine weitergehende Polyvalenz eines primär monovalenten Asthma bronchiale im

Verlauf der Auswirkungen beruflicher Einflüsse beobachtet werden kann.

Zu IV 16 *Herz*

Die Begriffe „normal“ und „krankhaft“ sind bei dieser Ziffer sehr summarisch festgelegt, ohne Zweifel mit einer bestimmten Absicht, um hier nicht Befunde aus dem Entwicklungsalter zu sehr zu dramatisieren, aber auch nicht zu bagatellisieren.

Folgeerscheinungen aus fieberhaften rheumatischen Erkrankungen mit Herzbeteiligung, chronisch-rheumatische Erkrankungen der Herzinnenhaut, des Herzmuskels und des Herzbeutels werden oft in Verbindung mit der Vorgeschichte geklärt werden können und sind ggf. für die Leistungsbeurteilung von großer Bedeutung. Geringfügige Lage- und Umfangsveränderungen des Herzens sollen nicht überwertet werden.

Vereinzelte Extrasystolen, die unter der Belastungsprobe verschwinden, oder im Stehversuch kontrollierte Hypertonie ohne Regulationsstörungen sind häufig mit der Vasolabilität der Jugendlichen bzw. mit vegetativen Störungen zu erklären.

Bei der gewissen Spannung, in der die Jugendlichen sich dieser für ihren Lebensweg entscheidenden Untersuchung stellen, dürfte es zweckmäßig sein, den Blutdruck sowie die Zahl der Pulsschläge sowohl stehend wie liegend und unter einer gewissen Ablenkung zu messen, um hier sowohl hypo- wie hypertonische Abweichungen möglichst unabhängig von der Auswirkung einer vegetativen Labilität beurteilen zu können.

Kreislauf-, Blutdruckschwankungen mit Kollapsneigung schließen die Zulassung zu Arbeiten aus, bei welchen der Jugendliche sich und andere gefährden kann, wie z. B. Tätigkeiten auf Leitern und Gerüsten, an schnell laufenden Maschinen, an Grubenrändern, an Behältern mit Säuren, Laugen oder erhitztem Wasser, kochendem Teer u. ä.

Eine Kreislaufbelastungsprüfung ist in allen Zweifelsfällen unbedingt anzuraten, damit sich der Untersucher ein ausreichendes Bild über die Leistungsfähigkeit des Jugendlichen machen kann.

Zu IV 17 *Bauchorgane*

Bei den Bauchorganen wird im allgemeinen die Vorgeschichte ergeben, ob Erkrankungen der Leber oder der Pankreas (Diabetes mellitus) vorgelegen haben. Blinddarmoperationen sind nur zu konstatieren. Bei chronischen Erkrankungen im Bereich des Verdauungstraktes ist die mit Arbeitsaufnahme eintretende Änderung der Ernährungsform durch entsprechende ärztliche Empfehlungen zu berücksichtigen. An Wurmbefall soll gedacht werden.
Der Befund der Harnorgane wird zweckmäßig in die Ziffer IV 17 mit einbezogen.

Zu IV 18 *Eingeweidebrüche*

Operierte und nicht operierte Eingeweidebrüche oder Verwachsungsbeschwerden sowie Lageanomalien des Hodens müssen bei den Arbeitsempfehlungen Beachtung finden (siehe Berufskunde).

Zu IV 19 *Brustkorb*

Der Brustkorb kann durch Rachitisfolgen verändert sein. Die Leistungsfähigkeit der Thoraxorgane läßt sich schnell und übersichtlich prüfen durch Ermittlung der Vitalkapazität und der Atembreite.
Thoraxdeformierungen können durchaus geeignet sein, Atemreserven einzuschränken und das Atem- und Minutenvolumen zu verkleinern. Raumeinengungen, welche die Lunge schädigen, treffen auch das Herz, allein schon durch den erschwerten Lungenkreislauf, aber auch durch Verdrängung des Herzens. Es kann durch Hypertension im kleinen Kreislauf zu Hypertrophie des rechten Ventrikels und auch zur Dilatation kommen.

Zu IV 20 *Wirbelsäule*

Um die Funktionstüchtigkeit und etwa vorhandene Schmerzhaftigkeit der Wirbelsäule zu prüfen, ist Feststellung der Bewegungsfähigkeit notwendig. Deformierungen sind entweder von außen schon sichtbar oder werden bei der Bewegungsprüfung erkennbar. Untersuchungen des Stütz- und Bewegungsapparates werden zweckmäßig im Stehen und im Liegen durchgeführt.

Zu unterscheiden sind angeborene Deformitäten, zu denen die sogenannten Variationen der Wirbelsäule gehören, Fehlbildungen der Wirbelsäule usw., konstitutionelle Deformitäten, bei welchen exogene Faktoren hinzukommen, wie die unter IV 19 genannten Rachitisfolgen, *Scheuermann*sche Erkrankung, juvenile Kyphose und schließlich sekundäre Deformitäten nach einschlägigen Erkrankungen oder Verletzungen auch bei Lähmungen oder Spasmen.

Die vorgenannten Erkrankungen lassen schwere und auch mittelschwere und insbesondere einseitige körperliche Arbeit nicht zu.

Gelegentlich wird man bei der *ersten Nachuntersuchung* das Bild der Adoleszentenkyphose besonders bei solchen Jugendlichen finden, die körperlich schwer gearbeitet haben.

Bei ernsteren Wirbelsäulenerkrankungen wird eine fachorthopädische Beurteilung zweckmäßig sein. Bei allen anderen Erkrankungen, etwa angeborenem muskulärem Schiefhals, knöchernem Schiefhals, Hochstand der Schulterblätter mit Bewegungseinschränkung werden sich aus ärztlicher Erfahrung des Untersuchers heraus individuelle Ratschläge bezüglich der Beschäftigungsmöglichkeit ergeben.

Zu IV 21 *Gang*

Der Gang ist naturgemäß bei Beckenschiefstand mit Beinverkürzung, bei Hüftgelenkserkrankungen und bei frühzeitigen degenerativen Veränderungen im Lumbosakralbereich beeinflußt. Besonders bei lumbalen Schmerzzuständen ist der sicht- und tastbare Hartspann der langen Rückenstreckmuskeln mit Fixierung der Wirbelsäule in Schon- oder Zwangshaltung für Gangauffälligkeiten mit zu berücksichtigen. Krankhafte Steigerung des Muskeltonus als sekundäres Symptom bei posttraumatischen Zuständen, also nach Distorsionen, Luxationen und Frakturen, wird meist aus der Vorgeschichte erklärbar.

Zu IV 22 *Haltung*

Die Beurteilungen sind abhängig von dem Zustand des Skelettsystems, des Bandapparates und der ruhenden Muskulatur sowie dem aktiven Funktionieren der Muskulatur bei entsprechender Beanspruchung.

Zu IV 23 *Gliedmaßen*

Die Einteilung der Ziffer IV 23 ermöglicht schon eine weitgehende Differenzierung auch in bezug auf angeborene Mißbildung oder Systemerkrankung des Skeletts usw. Die am häufigsten beobachteten Veränderungen, wie Platt-, Knick-, Senk-, Spreizfuß, bedeuten auch heute noch für bestimmte Berufe gewisse Einschränkungen.

Trotz weitgehender Mechanisierung, z. B. im Baugewerbe mit Baggern, Kranen, in der Landwirtschaft mit Treckern, Gabelstaplern, bleiben doch noch genügend körperliche Arbeiten übrig, welche eine Belastung für die Gliedmaßen bzw. das ganze Skelettsystem bedeuten.

Zu IV 24 *Krampfadern*

Bei Krampfadern ist entweder eine allgemeine konstitutionelle Bindegewebsschwäche vorhanden, die sich dann auch häufig auf anderen Gebieten (Hernien, Plattfuß usw.) auswirkt, oder ausgeübte Stehberufe haben hier bei geringer Bindegewebsschwäche zu Beschwerden geführt, welche allerdings erst bei der Nachuntersuchung offenbar werden.

Rasche Ermüdbarkeit und krampfartige Schmerzen infolge Muskelkontraktionen, auch Anschwellen der unteren Extremitäten durch Stauungen zwingen häufig, von ausgesprochenen Stehberufen abzuraten oder, falls bei der Nachuntersuchung solche Befunde ermittelt werden, zu frühzeitigem Wechsel der Tätigkeit (Hernien, Hämorrhoiden, Plattfuß).

Zu IV 25 *Neurol.-psychiatr. Symptome*

Neurologische und psychiatrische Krankheitssymptome können sich als Folgeerscheinungen von Unfällen (Schädelbrü-

chen, Gehirnerschütterungen) ergeben, auch aus Defektheilungen nach Poliomyelitis, Hirnhautentzündungen usw.
Alle Formen der Epilepsie oder andere anfallsweise auftretende Bewußtseinsstörungen stellen eine absolute Gegenindikation dar für Beschäftigung an schnell laufenden Maschinen, auf Leitern und Gerüsten u. ä.

Zu IV 26 *Vegetative Labilität*

Diese Rubrik kann nur von dem Arzt, der einen Jugendlichen schon länger kennt, sicher beantwortet werden. Denn das Urteil über eine gesteigerte vegetative Labilität ist m. E. überdurchschnittlich differenziert unter Berücksichtigung der Tatsache, daß es sich um Probanden in der Pubertät handelt und unter dem Bild einer Neurose Verhaltens- oder funktionelle Störungen ohne organischen Hintergrund auftreten können.
Die Reizüberflutung der Gegenwart kann zu Störungen der Reizverarbeitung führen mit Leistungsstörungen und krankhaften Erscheinungen der Körperregulationen.
Auf jeden Fall ist zu bedenken, daß es sich bei dem Jugendlichen noch nicht um eine gefestigte Persönlichkeit handelt, vor allem in einem Stadium, in welchem die Anforderungen des Lebens und der beruflichen Tätigkeit nun auf ihn zukommen und den einen mehr, den anderen weniger beeinflussen werden.
Dem untersuchenden Arzt stehen hier *ganz besonders* die Möglichkeiten der *Nach- und Ergänzungsuntersuchung* (einschließlich Schellong-Test) zur Verfügung. Bei fest ausgerichtetem Berufsziel, aber eingeschränkter Eignung scheint es weit eher ratsam, den *Versuch* einer Arbeitsaufnahme zu empfehlen als davon abzuraten. Häufig kann beobachtet werden, daß nach Überwindung des Übergangsstadiums vom Schulabgang zum Berufseintritt Fortschritte in der Entwicklung zu verzeichnen sind und schon nach kurzer Anlaufzeit sich das Urteil über diese Gruppe von Jugendlichen wesentlich günstiger gestalten läßt. Das enthebt jedoch nicht der Überlegung, daß jedes Mißverhältnis zwischen Beanspruchung und Leistungsfähigkeit zu späteren ernstlichen Schäden mit frühzeitigen Abnutzungsvor-

gängen, vorzeitiger Ermüdung, erhöhter Reizbarkeit, Auswirkungen auf Kreislauf oder Magen-Darmkanal führen kann.

Zu IV 27 *Urinbefund*

Ergibt sich aus der Fragestellung.

Zu IV 28 *Sonstige wichtige Befunde*

Es verbleibt hier dem Untersucher die Möglichkeit, weitere, im Untersuchungsbogen nicht fixierte, ihm aber wichtig erscheinende Befunde niederzulegen, wie Störungen aus dem Bereich der Drüsen mit innerer Sekretion, Krankheiten der Lymphgefäße, Krankheiten des Blutes und der blutbildenden Organe, Stoffwechselkrankheiten, Entwicklungshemmungen oder -störungen.

V. Wachstums- und Entwicklungsstand

Zu V a *Menarche, Regelstörungen*

Ergibt sich aus den Fragen.

Zu V b *Entwicklungsstand*

Bei dem Entwicklungsstand sind Beschreibung der Konstitutionsmerkmale, Meßergebnisse, Ausbildung sekundärer Geschlechtsmerkmale und bei weiblichen Untersuchten außerdem die subjektiven Angaben in bezug auf die Funktion der Geschlechtsorgane (unregelmäßige Menses, schmerzhafte, behandlungsbedürftige Regelanomalien) zu berücksichtigen.

VI. Ergänzungsuntersuchungen

Ergänzungsuntersuchungen sind immer dann angezeigt, wenn der Untersuchungsarzt glaubt, im Interesse des Jugendlichen und zur Absicherung seiner Diagnose bestimmte fachärztliche Beurteilungen heranziehen zu müssen.

VII. Beurteilung

Zu VII a *Entwicklungsmängel, Schäden, Krankheiten*

Hier ist die Bilanz aus den vorhergehenden Untersuchungen (Abschnitt IV des Untersuchungsbogens) zu ziehen unter Berücksichtigung der puberalen Entwicklung.
Bei nicht allzu offensichtlichen Mängeln soll nach meiner Erfahrung dem *Nachuntersucher* nach inzwischen geleisteter Arbeit unter Umständen die *endgültige Entscheidung* überlassen werden, weil die Entwicklung vieler Jugendlicher innerhalb des ersten Arbeitsjahres vorteilhafte Veränderungen in körperlicher und geistiger Hinsicht mit sich bringt.

Zu VII b *Empfohlene ärztl. Behandlung*

Der Möglichkeit der Erteilung eines *ärztlichen Ratschlages* ist weitester Spielraum gelassen, wobei die *freie Arztwahl* und das daraus resultierende *besondere Vertrauensverhältnis* sich günstig auswirken werden.

Zu VII c *Außerordentliche Nachuntersuchung*

Dürfte sich aus dem § 45, Absatz 3, des Jugendarbeitsschutzgesetzes eindeutig klären lassen und kann bei der Erstuntersuchung bei bestimmten ausschließenden Arbeitsbedingungen und bei der Nachuntersuchung aus der Arbeitsätiologie begründet werden.

Zu VII d *Schädl. Auswirkung bisheriger Arbeit*

Nachuntersuchungsergebnis und Angaben in bezug auf die Arbeitsverhältnisse des Jugendlichen lassen hier Vergleichsmöglichkeiten mit dem ersten Untersuchungsbefund zu. Genaue Beschreibung der Tätigkeitsmerkmale ist unerläßlich!

Zu VII e *Gefährdung durch bestimmte Arbeiten*

Der *Begriff Gesundheit* erfaßt das unmittelbare Gefühl der Integrität des Jugendlichen. Er soll nicht nur frei von Beschwerden, nicht krank sein, sondern es soll ihm auch ein positives Gefühl der Frische, der Leistungskraft und Widerstandsfähigkeit gegeben sein.

Der Körper des Jugendlichen ist durch seine Regulationen anpassungsfähig an wechselnde Bedingungen der Umwelt, kann ungünstige Einflüsse ertragen und ausgleichen und ist erheblichen Anforderungen gewachsen ohne sofortige Beeinträchtigung des Gesamtzustandes.

Sind Gefährdungen vorhanden, so bietet der Katalog der Berufe (s. S. 49ff) aus arbeitsmedizinischer Sicht dem Arzt Möglichkeiten der Information. Bei der Vielfalt der Berufe und Tätigkeiten konnten natürlich nur die hauptsächlichsten Merkmale Berücksichtigung finden. Viele spezielle Anlernarbeiten wurden hier nicht aufgeführt, sondern müssen aus den Angaben des Arbeitenden abgeleitet werden.

Die Ziffern VII e 1 bis 10 gestatten eine weitgehende Differenzierung. Hierbei ist ausdrücklich darauf hinzuweisen, daß arbeitsphysiologische Beurteilungen dem Untersuchungsarzt nicht zugemutet werden sollen.

Etwa vom Arzt festgestellte Einschränkungen zwingen in der Folge die Arbeitsschutzbehörden, nun im Betrieb selbst die Arbeit des Jugendlichen mit den in der ärztlichen Bescheinigung geforderten Bedingungen in Einklang zu bringen. Dabei ist dann auch z. B. der Begriff der schweren oder mittelschweren Arbeit nach den Erfahrungen der arbeitsphysiologischen Wissenschaft (mkg, kcal) individuell zu überprüfen und danach für den Jugendlichen selbst und für die Maßnahmen des Arbeitgebers zu bestimmen.

Die Vorstellung der Arbeitsschwere ist wissenschaftlich durch den kcal-Verbrauch pro Tag in der Arbeitsphysiologie mit bestimmten Zahlenwerten absolut festgelegt. Für den Untersuchungsvorgang bei den Jugendlichen reicht der Begriff der Belastbarkeit eines erwachsenen Mannes oder einer erwachsenen Frau durchaus, um etwa je nach Jahrgang hier ein Drittel oder die Hälfte oder drei Viertel der Belastbarkeit erwachsener Männer und Frauen mittleren Alters als Richtmaß anzugeben. Eine weitergehende Differenzierung aus der Untersuchung kann dem Arzt nicht aufgebürdet werden, erscheint zudem unbillig und ist auch häufig undurchführbar, weil die Gegebenheiten an der Arbeitsstätte selbst so unterschiedlich sein können, daß sie nur im einzelnen an Ort und Stelle objektiv ermittelt werden können (Grad der Mechanisierung).

Unter Ziffer VIIe 11 ist dem Untersuchenden im übrigen die Möglichkeit geboten, alle ihm im Einzelfall wichtig erscheinenden Befunde in Beziehung zu besonderen oder seltener vorkommenden Arbeitsverrichtungen zu erläutern.

5. TEIL

Richtwerte des mittleren Körpergewichtes und der Körperlänge von Jugendlichen zwischen dem 14. und 18. Lebensjahr

Alter (Jahre)	Größe (männlich)	Gewicht (männlich)	Größe (weiblich)	Gewicht (weiblich)
14	156 cm	43 kg	156 cm	45 kg
	157 cm	44 kg	157 cm	46,2 kg
	158 cm	44,8 kg	158 cm	47,3 kg
	159 cm	46,2 kg	159 cm	49,4 kg
15	161 cm	48,0 kg	160 cm	49,5 kg
	162 cm	48,9 kg	161 cm	50,5 kg
	164 cm	50,7 kg	162 cm	51,5 kg
	166 cm	52,5 kg		
16	168 cm	54,4 kg	162,5 cm	52,5 kg
	169 cm	55,6 kg	163 cm	53,5 kg
	170 cm	56,7 kg		
	171 cm	58,8 kg		
17	172 cm	58,4 kg	164 cm	55,5 kg
	173 cm	61,0 kg	166 cm	58,7 kg
	174 cm	64,0 kg		
18	175 cm	65,0 kg	167 cm	59,5 kg
	177,5 cm	68,3 kg	170 cm	62,4 kg

Da verschiedene Konstitutionstypen unterschiedliche Normalgewichte zeigen, wurden nur Mittelwerte mit einer Schwankungsbreite von 12% angegeben. Bei wesentlicher Entwicklungsbeschleunigung (Akzeleration) oder -verzögerung (Retardation) ist die Frage etwaiger Wachstumsstörungen durch Zusatzuntersuchungen zu klären.

6. TEIL

Berufskunde mit alphabetisch geordneten Berufen

Die alphabetisch geordneten Berufe sind nicht unterteilt nach Männer-, Frauen-, Lehr- und Anlernberuf, sondern bieten in kurzer Übersicht ein Verzeichnis der arbeitsmedizinischen Voraussetzungen entsprechend der Ziffer VII e des Untersuchungsbogens. Zur schnelleren Orientierung ist diese Ziffer neben der Zahlenreihe mit Buchstaben unterteilt.

Ein Vordruck läßt sich am Schluß der Berufskunde nach S. 96 herausklappen und gestattet ein unmittelbares Vergleichen der Tätigkeitsmerkmale.

Berufe, für welche Jugendliche auf Grund bestehender gesetzlicher Bestimmungen auch als Lehrlinge nicht zugelassen sind, sind in der Berufskunde nicht aufgeführt.

Die Gefährdungsmöglichkeiten (ohne Unfälle) konnten nur in großen Zügen eingeordnet werden. Der technisierten und rationalisierten Gesellschaftsform unserer Zeit zugewendet wird hier ein ständiger Fortschritt zu erwarten sein, und daher erschien eine zu spezialisierte Darstellung nicht ratsam.

Selbst die besten technischen Schutzvorrichtungen vermögen Arbeitsunfälle und Berufskrankheiten nicht immer zu verhüten. Menschliche Unzulänglichkeiten sind unberechenbar und durch technische Anordnungen ebensowenig wie durch Maßnahmen des medizinischen Arbeitsschutzes abzuwenden.

Berufe	Tätigkeits-merkmale	Gefährdungsmöglichkeiten (ohne Unfälle)
Abbrucharbeiter	1a, 2a, d—f, 3, 4c, 5, 6e	Belastung des Stütz- und Bewegungsapparates. Unspezifische Staubschädigung der Atemwege
Abdecker	1a, 2a, d, f, 3, 6d, 8a	Infektionen. Verbrühungen (Milzbrand, Rotz, Rotlauf)
Ätzer	2a, c, 8a, 9a	Tiefdruck-Lösungsmittel, Ätzlösungen, Chrom-, Salpetersäure, Eisenchlorid
Anträger (Bauhelfer)	1a, 2a, b, 3, 4a—c, 5, 6e, 8a	Belastung des Stütz- und Bewegungsapparates
Apothekenhelfer	2a, b, 8a, b	Allergosen
Appreteur (Textilausrüster)	1b, 2a, 4a, 6d, 8a, b, 9b	Appretur- und Färbemittel
Artist	1a, 2a—f, 3, 4a—d, 5, 10	—
Augenoptiker	2c, 8a, 9a	—
Ausschachtarbeiter	1a, 2a, 3, 4a, 5, 6e	Beanspruchung des Stütz- und Bewegungsapparates (Dornfortsatzabrißbrüche)
Asphaltierer	1a, 2f, 3, 6b, e, 8a	Schleimbeutelentzündung durch Tätigkeit im Knien. Haut (Lichtdermatosen, Pechhaut, Teerkrebs). Verbrennungen
Asphalt- und Teerkocher	1a, 2a, 3, 4a, 6b, e, 8a	Haut (Lichtdermatosen, Pechhaut, Teerkrebs). Verbrennungen

Berufe	Tätigkeits-merkmale	Gefährdungsmöglichkeiten (ohne Unfälle)
Asphaltstraßen-arbeiter	**1a, 2a, d, f, 3, 6b, e, 8a**	Belastung des Stütz- und Bewegungsapparates. Schleimbeutelentzündung durch Arbeit im Knien. Verbrennungen. Haut (Lichtdermatosen, Pechhaut, Teerkrebs)
Autoglaser	**1b, 2a**	—
Autolackierer	**1b, 2b, 8a, b**	Farblacke und Lösungsmittel
Automaten-bohrer	**1b, 2a, c, 4a—d**	Haut durch Bohr-, Schleif- und Kühlmittel
Automaten-dreher	**1b, 2a, c, 4a—d**	
Automaten-einrichter	**1b, 2a, 4a—d**	
Automaten-stanzer	**1b, 2a, c 4a—d, 7a**	
Bäcker und Konditor	**1a, 2a, d, 3, 6b, 8a, b**	Haut und Schleimhaut durch Backmittel (Mehlstaub-asthma, Bäckerekzem). Zahnschäden (Bäckerkaries). Beanspruchung des Stütz- und Bewegungsapparates
Baggerarbeiter	**1a, 2a, 3, 4a, 5, 6e**	Stütz- und Bewegungsapparat (Dornfortsatzabrißbrüche)
Bahnjungwerker	**1b, 6e, 9b**	—
Bandagist	**2c, 4a**	—
Bandfärber (Textilfärber)	**1b, 2a, 3, 6d, 8a, 9b**	Färbemittel

Berufe	Tätigkeits-merkmale	Gefährdungsmöglichkeiten (ohne Unfälle)
Bandweber	**2a, b, 7a, 9b**	—
Bauarbeiter	**1a, 2a, 3, 4a, c, d, 5, 6e, 8a**	Kalk, Zement (Chromallergie). Belastung des Stütz- und Bewegungsapparates (Dornfortsatzabrißbrüche)
Bauglaser	**1a, 2a, 3, 4a, 5, 6e**	Gelegentlich bleihaltige Kitte
Baukeramikformer (Gesimsformer)	**1b, 2a, 3, 4a, 5, 6e, 8a**	—
Bauklempner	**1a, 3, 4a—d, 5, 6e**	—
Bauschlosser	**1a, 3, 4a—d, 5, 6e**	Gelegentlich Bleifarben
Bautischler	**1a, 3, 4a—d, 5, 6e, 8a, b**	Holzstaub. Holzanstrich- und Imprägnierungsmittel
Beizer und Polierer	**1b, 2a, 4b, 8a, b**	Holzbeizen und Poliermittel (saure Chromsalze, Spiritus, Schellack, Kunstharze), Terpentinöl, Abbeizlaugen
Beleuchter	**2a, c, 4a, 5, 6b**	UV-Licht und Blendung
Bergbau- und Bergbau-Nebenberufe unter Tage	**1a, 2d—f, 3, 4a—d, 6c, d, 7b**	Atmungsorgane (Silikose), Kohlenoxyd, Kohlendioxyd, Methan, Schwefelwasserstoff, Stütz- und Bewegungsapparat (Zwangshaltung). Meniskopathie, Erkältungskrankheiten (Rheumatosen, Bronchitiden, Pneumonie), Fu-

Berufe	Tätigkeitsmerkmale	Gefährdungsmöglichkeiten (ohne Unfälle)
Fortsetzung: Bergbau- und Bergbau-Nebenberufe unter Tage		runkulose, Pilzerkrankungen, Wurminfektionen. Bei Erzbergbau auch spezielle, auf das gewonnene Material ausgerichtete Gefährdungen, z. B. Blei, Radium
Bergbau- und Bergbau-Nebenberufe über Tage	**1a, 2a, 3, 4a, c, 6e**	Belastung des Stütz- und Bewegungsapparates
Besen-, Bürsten- und Pinselmacher	**2c, 4a**	Pech und Kunstharz, vereinzelt Milzbrandgefahr. Arbeitsverbot für Jugendliche (siehe Seite 152)
Betonbauhelfer	**1a, 2a, b, 3, 4a, 6e, 8a**	Zement (Chromallergie) und Schalöl
Betonbauzimmerer	**1a, 2a, b, 3, 4a—d, 5, 6e**	
Betonfacharbeiter	**1a, 2a, b, 3, 4a, 5, 6e, 8a**	
Betonierer	**1a, 2a, b, f, 3, 4a, 5, 8a**	
Betonmischer	**1a, 2a, 3, 4a, 8a**	
Betonschornsteinbauer	**1a, 2a, f, 3, 4a—d, 5, 6e, 8a**	Zement (Chromallergie) und Schalöl
Betonstampfer	**1a, 2a, 3, 4a, 7a, b, 8a**	Zement (Chromallergie). Belastung des Stütz- und Bewegungsapparates

Berufe	Tätigkeits-merkmale	Gefährdungsmöglichkeiten (ohne Unfälle)
Beton- und Terrazzo-hersteller	**1a, 2a, f, 3, 4a—d, 8a**	Zement (Chromallergie) und Schalöl
Betonstraßen-bauer	**1a, 2a, d—f, 3, 4a—d, 6e, 8a**	Zement. Schleimbeutelentzündung (Arbeit im Knien)
Betriebskauf-mann	**2c**	—
Bildgießer	**1a, 2a, 3, 4a, 6b**	Metalldampffieber
Bildrahmer	**2a, c, 4a**	Haut durch Klebe- und Anstrichmittel
Binnenfischer	**1a, 3, 4a, 6e, 9b**	—
Binnenschiffer	**1a, 3, 4a, 6e, 9b**	—
Blasmusiker	**1b, 2a, b, c**	Deformierung der Schneidezähne
Blechpresser	**1a, 2a, c, 3, 4a, 7a**	—
Blechschlosser	**1a, 2a, 3, 4a**	—
Bleichereiarbeiter (Textil-, Holz- und Papier-industrie)	**1a, 2a, 3, 4a, 6d, 8a, b**	Bleichmittel (Chlor, Schwefelsäure, unterschwefligsaures Natron), Azetate
Blumenbinder	**2a, c, 6a, d**	Gelegentlich Allergosen. Beanspruchung der Sehnen- und Muskelansätze
Blumenmacher (künstlich)	**2c, 8a**	Farben, Leim

Berufe	Tätigkeits-merkmale	Gefährdungsmöglichkeiten (ohne Unfälle)
Bohrwerksdreher	1a, 2a, 3, 4a, 8a	Haut durch Bohr-, Schleif- und Kühlmittel (z. T. alkalisch), Mineralöle, Entfettungsmittel
Böttcher	1b, 2a, 4a—d	—
Bonbonmacher	2a, 6b	Zuckernekrosen der Zähne
Bootsbauer	1b, 2a, d, f, 3, 4a—d	—
Brauer und Mälzer	1b, 2a, 3, 6a—d, 8b	Kohlensäureeinwirkung im Gärkeller. Staub in der Mälzerei
Braunkohlenbergwerksarbeiter	1a, 2a, 3, 6e	Belastung des Stütz- und Bewegungsapparates
Briefträger	1b, 2b, 6e	Beanspruchung des Stütz- und Bewegungsapparates
Brikettarbeiter	1a, 2a, 3, 7b, 8a	Lichtdermatosen, Teer- und Pechhaut (Melanose), Hautkrebs
Brot- und Keksfabrikarbeiter	1b, 2a, 3, 6b, 8a, b	Haut und Schleimhaut durch Backmittel (Mehlstaubasthma, Bäckerekzem). Zahnschäden (Bäckerkaries). Stütz- und Bewegungsapparat durch Stehberuf
Brückenbauzimmerer	1a, 2a, 3, 4a—d, 5, 6e, 8a	Zement, Schalöl, Holzkonservierungsmittel (Karbolineum, Dinitrokresole, Dinitrophenole, Fluorverbindungen), Flammschutzmittel

Berufe	Tätigkeitsmerkmale	Gefährdungsmöglichkeiten (ohne Unfälle)
Brunnenbauer	**1a, 2a, 3, 4a—d, 5, 6e, 8a**	Zement, Holzkonservierungsmittel (Karbolineum, Dinitrokresole, Dinitrophenole), Flammschutzmittel
Brunnenbauzimmerer	**1a, 2a, 3, 4a—d, 5, 6e, 8a**	Zement, Holzkonservierungsmittel (Karbolineum, Dinitrokresole, Dinitrophenole), Flammschutzmittel
Brunnenmaurer	**1a, 2a, 3, 4a—d, 5, 6e, 8a**	Zement, Holzkonservierungsmittel (Karbolineum, Dinitrokresole, Dinitrophenole), Flammschutzmittel
Buchbinder	**2a, c, 4b, 8a**	Beanspruchung der Sehnenscheiden, Formalin
Buchdrucker	**2a, c, 8a**	Druckfarben und Lösungsmittel (Lettern- und Walzenwaschmittel)
Büchsenmacher	**1b, 2a, c, 4a—d**	—
Bügler (Hand, Maschine)	**1b, 2a, c, 6b**	Stütz- und Bewegungsapparat durch Stehberuf (Sehnenscheiden, Senkfuß, Krampfadern). Gelegentlich Kohlenoxydgas, Appreturdämpfe
Bühnenarbeiter	**1b, 2a**	—
Bühnenmaler	**2a, 5, 8a, 9b**	Farben und Lösungsmittel
Büro- und Verwaltungsangestellter	**2c**	—
Bürobote	**2a, b**	—
Büromaschinenmechaniker	**2a, c, 8a**	Mineralöle, Entfettungsmittel
Buntgewebsausrüster (Textilveredler)	**2a, 6d, 8a**	Wasch-, Beiz-, Bleich- und Appreturlösungen

Berufe	Tätigkeits-merkmale	Gefährdungsmöglichkeiten (ohne Unfälle)
Chemiebetriebswerker	**1b, 2a, c, 6c, d, 8a, b**	Vergiftungen, Verätzungen und Allergien durch Chemikalien
Chemiefacharbeiter	**1b, 2a, c, 6c, d, 8a, b**	
Chemielaborant	**2a, c, 8a, b, 9b**	
Chemiereiniger und -färber	**2a, 6d, 8a, b**	Lösungsmittel, Farblösungen
Chemigraph	**2a, c, 8a, b**	Salpetersäure, Metol, Hydrochinon, Bromkali, schwefligsaures Natron
Chirurgiemechaniker	**2a, c, 4a, b**	—
Cutter	**2c, 9a**	—
Dachdecker	**1a, 2a—f, 3, 4a—d, 5, 6e**	Holzkonservierungsmittel (Karbolineum, Dinitrokresole, Dinitrophenole, Fluorverbindungen), Flammschutzmittel, Teer
Dachdeckerhelfer	**1a, 2a—f, 3, 4a—d, 5, 6e, 9c**	
Damenfrisör	**2a, 6d, 8a, 9b**	Haut durch Kaltwelle und Haarfarben. Stütz- und Bewegungsapparat (Stehberuf)
Damenschneider	**2c,**	—
Darmsaitenmacher	**2a, c**	—
Dekorationsmaler	**2a, d, f, 5, 8a, 9b**	Farben und Lösungsmittel
Drahtbürstenmacher	**2c, 4a, b, d**	—
Drahtseiler	**1b, 2a, 4a, b, d**	Mineralöle

Berufe	Tätigkeits-merkmale	Gefährdungsmöglichkeiten (ohne Unfälle)
Drahtwarenmacher	**2a, c, 4a—d**	—
Drahtzieher	**1b, 2a, 4a, b**	Beizbaddämpfe, Schmiermittel, Bleieinwirkung (Bleibad)
Drainagearbeiter	**1b, 2a, d, f, 3, 6e**	Dornfortsatzabrißbrüche (Schipperkrankheit)
Drechsler	**2a, c, d, 8a, b**	Belastung des Stütz- und Bewegungsapparates, Holz-, Knochen-, Horn-, Perlmutt-, und Kunstharzstaub
Dreher	**2a, c, 4a—d, 8a**	Bohr-, Schleif- und Kühlmittel, Entfettungsmittel (Tri)
Drogist	**2a, 8a, b, 9b**	Allergien durch Arbeitsstoffe
Druckerei-(hilfs)-Arbeiter	**1b, 2a, 3, 8a, b**	Schmiermittel, Farben, Lösungsmittel und Druckzerstäuber (trocken, naß)
Druckschablonenmacher	**2a, c, 8a, b**	Gummiarabicum, Salpetersäure und Metallsalze
Edelsteinbearbeiter Edelsteinbohrer Edelsteinschleifer Edelsteinschneider	**2a, c, 8b,**	Atmungsorgane durch Schleifstaub. Stütz- und Bewegungsapparat durch Zwangshaltung
Einrichter	**1b, 2a—f, 4a**	—

Berufe	Tätigkeits-merkmale	Gefährdungsmöglichkeiten (ohne Unfälle)
Einzelhandels-kaufmann	**2a, b**	—
Eisenanstreicher und -entroster	**2a, c—f, 5, 6e, 8a, b**	Lösungsmittel und Farben (Blei, Zink)
Eisenbieger und -flechter (Betonbau)	**1a, 2a, 3, 4a—d, 6e**	—
Eisengießer	**1a, 2a, 3, 4a, 6b, c, 9a**	Kohlenoxyd. Feuerstar, Ultrarot-Strahlung
Eisenhütten-arbeiter	**1a, 2a, 3, 4a, 6b, c**	Kohlenoxyd (Gichtgas), Kohlensäure, Ammoniak
Eisen- und Stahlschmelzer	**1a, 2a, 3, 4a, 6b, c, 9a**	Kohlenoxyd, Feuerstar, Ultrarot-Strahlung
Eisenstableger (Betonbau)	**1a, 2a, 3, 4a—d, 5, 6e**	—
Elektro-installateur	**1b, 2a, c—f, 4a—d, 5, 9b**	—
Elektro-mechaniker	**2a, c**	—
Elektro-monteur	**1b, 2a, c—f, 5**	—
Elektro-schweißer	**2a, c—f, 5, 9a**	UV-Strahlen, Metallrauche, Metalldampffieber, u. U. Blei- oder Kadmiumvergiftung
Elektrowickler	**2c, 8a**	Isoliermittel
Emaillearbeiter	**2a, c, 6b**	Staublunge, Bleivergiftung
Emaillemaler	**2c**	Bleiverbindungen und Chromate
Emailleur	**2a, c, 6b**	Staublunge, Bleivergiftung
Emailleschrift-maler	**2c**	Bleiverbindungen und Chromate

Berufe	Tätigkeitsmerkmale	Gefährdungsmöglichkeiten (ohne Unfälle)
Erdölbohrer	**1a, 2a, 3, 4a, 6e, 8a**	Paraffinkrätze,
Färber siehe Lederfärber, Tuchfärber, Bandfärber		
Fahrzeuglackierer	**2a, c—f, 8a, b**	Farblacke, Lösungsmittel
Fahrzeugpolsterer	**2a, d—f, 4a, b, d, 8b**	Polsterstäube (Roßhaar, Seegras)
Fahrzeugreiniger siehe Wagenwäscher		
Fahrzeugstellmacher	**1a, 2a, 3, 4a—d, 8a, b**	Leim und Holzstäube
Fassadenputzer	**1a, 2a, 4a, 5, 6e, 8a**	Zement und Mörtel
Federkernmacher	**1b, 2a, 4a—d**	—
Feilenhauer	**1a, 2a, c, 4a—c**	Blei, Cyan- und Salpetersäurebäder. Selten Staublunge bei Schleifarbeiten
Feinblechner	**1b, 2a, c, 4a—d**	Mineralöle und Fette
Feinmechaniker	**2a, c, 8a, b**	Mineralöle und Lösungsmittel, Schleimhaut durch Gießharze und Härter
Feintäschner s. Täschner		
Feinziseleur s. Ziseleur		

Berufe	Tätigkeitsmerkmale	Gefährdungsmöglichkeiten (ohne Unfälle)
Fensterputzer	**2a, d, e, f, 5, 6d, e, 8a**	Haut durch Naßarbeit und Chemikalien
Fernmeldebauhandwerker	**1a, 2a, d, e, f, 3, 4a—d, 5, 6e**	—
Fernmeldehandwerker Fernmeldemonteur	**2a, 5, 6e, 9b**	—
Feuerfestwerker (Schamotte- und Silikatformer)	**1a, 2a, 3, 6b, c, 8a, b**	Staublunge durch Schamottestaub
Feuerungs- und Ofenmaurer	**1a, 2a—f, 5, 8a, b**	Zement und Mörtel. Staublunge durch Schamotte
Filmkopierer	**2a, c, 8a, 9a**	Filmentwickler und Fixierbäder. Augen. (Dunkelarbeit)
Filzmacher	**2a, 6b, d, 8a**	Allergien gegen Tierhaare
Fischkonservierer	**2a, c, 6a, 8a**	Allergosen, Infektionen (Rotlauf)
Fischwarenarbeiter	**2a, c, 6a, 8a**	Allergosen, Infektionen (Rotlauf)
Fischzüchter	**6e**	—
Flachdrucker	**2a, 8a, b, 9b**	Lösungsmittel und Druckfarben, Schmier- und Reinigungsmittel
Flachglasmacher s. Glasmacher		
Flachglasschneider s. Glaser		

Berufe	Tätigkeits-merkmale	Gefährdungsmöglichkeiten (ohne Unfälle)
Flachgraveur s. Graveur		
Fleischer Fleisch- und Wurstfabrik-arbeiter	**1a, 2a, 3, 6a—e, 8a**	Haut durch Pökelarbeit, Infektionsgefahr (Bang usw.)
Fliesen- und Plattenleger	**1b, 2d—f, 6e, 8a**	Mörtel und Zement, Schleimbeutelentzündung bei kniender Arbeit
Flößer	**1a, 2a, 6e**	—
Flugzeughandwerker s. unter den einschläg. Berufen		
Födermann s. Bergbau		
Förder-maschinist	**1b, 2a, 4a**	Maschinen- und Schmieröle
Former (Hand und Maschine) (Metallindustrie) Formgießer	**1a, 2a, 3, 6b, c, 8a, b**	Atmungsorgane durch Staub und Dämpfe, Haut durch Kernbindemittel
Formstein-hersteller (Eternit, Gips, Kalksand)	**1a, 2a, 3, 6d, 8a**	Zement, Kalk und Asbest
Forstbedien-steter	**2a, b, 4a, 6e**	Schädlingsbekämpfung Kunstdünger

Berufe	Tätigkeits-merkmale	Gefährdungsmöglichkeiten (ohne Unfälle)
Fräser	**2a, c, 4a, 8a**	Bohr-, Schleif- und Kühlmittel
Friedhofs-arbeiter	**1b, 2a, 6e**	Abrißbrüche der Dornfortsätze (Schipperkrankheit)
Frisör	**2a, 8a**	Haut durch Kaltwellmittel und Haarfarben. Waschmittel. Stütz- und Bewegungsapparat (Stehberuf)
Funker	**2c, 10**	—
Furnierer	**1b, 2a, 4a—c, 8a**	Hölzer und Leime (Allergie)
Gärraumarbeiter	**1b, 2a, 6a, d**	Kohlensäure
Gärtner	**1b, 2a, d, 6c, e, 8a, b**	Dünge- und Schädlingsbekämpfungsmittel, Thomasmehl, Kalk-, Stickstoff. Pflanzenallergien
Galvaniseur Arbeitsverbot für Jugendliche (s. Seite 149, 151) (ausgenommen Lehrlinge)	**1b, 2a, 6d, 8a, b**	Dämpfe aus Galvano-, Neutralisations- und Entfettungsbädern (Blei, Zink, Nickel, Chrom)
Garnspuler	**2a, 4a, 7a**	Mineralöle
Gas- und Wasserinstallateur	**1a, 2a, d, 3, 4a—d, 6e**	Kohlenoxyd
Gasschweißer	**1b, 2a, d—f, 4a, 6b**	Kohlenoxyd, Stickoxyde
Gaswerkarbeiter	**1a, 2a, 3, 6b, 8a**	Teer und Pech, Kohlenoxyd, Schwefelverbindungen

Berufe	Tätigkeitsmerkmale	Gefährdungsmöglichkeiten (ohne Unfälle)
Gebildhandstickerin	**2c, 9a, b**	—
Geflügelzüchter	**6e**	Schädlingsbekämpfungsmittel, DDT-Gruppe, Rattenbekämpfungsmittel, Zoonosen
Geigenbauer	**2a, c**	—
Gemüsekonservierer	**2a, c, 6d**	—
Generatorarbeiter s. Gaswerkarbeiter		
Gerber Gerbereiarbeiter	**1b, 2a, 6d, 8a, b**	Schwefelverbindungen, Arsenik, Chromverbindungen, Lösungsmittel, Infektion (Milzbrand)
Gerüstbauer	**1a, 2a, 3, 4a—d, 5, 6e**	—
Geschirrwäscher	**2a, c, 6d, 8a**	Waschmittel
Gesteinsmüller	**1a, 2a, 3, 7a, 8b**	Atmungsorgane durch Staub (Staublunge)
Gichtarbeiter s. Hochofenarbeiter		
Gießereiarbeiter (alle Metalle)	**1a, 2a, 3, 4a, 8a, b**	Staub, CO und jeweiligen Metallrauch (Blei, Zink usw.)
Gipsbildhauer	**2a**	—
Gipsformer	**1b, 2a, 4a**	—

Berufe	Tätigkeitsmerkmale	Gefährdungsmöglichkeiten (ohne Unfälle)
Glasätzer	**2c, 8a, b**	Flußsäureverätzung, Zahnschäden
Glasbläser (heute vielfach mechanisiert)	**1a, 2a, 6b, 9a**	Wärme und Lichtstrahlung (Glasbläserstar)
Glaser	**1b, 2a, 4a**	—
Glasgraveur	**2c, 8a**	Flußsäuren
Glasinstrumentenmacher	**2c, 6b**	Verbrennungsgase, Quecksilber, Lösungsmittel
Glasmacher	**1b, 2a, 6b, 9a**	Kohlenoxyd. Augen (Feuerstar). Ultrarot-Strahlung
Glasmaler	**2c, 9b**	Arsenik, Bleiverbindungen, bleihaltige Schmelzfarbe
Glasmassehersteller	**1b, 2a**	Atmungsorgane durch Staubgemisch. Vergiftungsgefahr durch Blei und Arsenik als Zusätze
Glasmosaikmacher	**2a, 6b, 9b**	Bleiverbindungen, Arsenik
Glas- und Gebäudereiniger s. Fensterputzer		
Glasröhrenzieher	**1b, 2a, 6b**	—
Glasschleifer	**2c, 6d, 8a, b**	Pechdämpfe, Pechstaub, Trichloräthylen
Glasschmelzer s. Glasmacher		
Glasschmuckmacher	**2c, 9b**	—

Berufe	Tätigkeits-merkmale	Gefährdungsmöglichkeiten (ohne Unfälle)
Glasurarbeiter	2a	Bleihaltige Glasuren
Glaswerker (maschinelle Glasgeräte-herstellung)	1b, 2a, c, 6b, 7a, 9a	Augen (Feuerstar)
Gleisbau-arbeiter Gleisbauer	1a, 2a, 3, 4a, 6e	—
Glockengießer	1a, 2a, 3, 4a, 6b	Metallrauch (Gießfieber)
Glühlampen-arbeiter	2c, 6b	Quecksilber (Vakuum-pumpen) Kohlenoxyd
Gold-, Silber und Aluminium-schläger	1b, 2a, 4c, d, 7a	—
Gold- und Silberschmied	2a, c, 4a—d	—
Graphiker	2a, c, 9a	—
Graphischer Zeichner	2a, c, 9a	—
Graphittiegler	1a, 2a, b, 4a	Ruß, Graphitstaub
Graveur	2a, c, 4a, b, 9a	
Grobmechaniker s. Mechaniker		
Grobschmied s. Schmied		
Großuhren-macher	1a, 2a, e, f, 3, 4a—d, 5, 6e	—

Berufe	Tätigkeits-merkmale	Gefährdungsmöglichkeiten (ohne Unfälle)
Grubenarbeiter s. Bergbau		
Gummi-facharbeiter	**1b, 2a, b, 4a, 6c, 7a, 8a, b**	Talkum, Ruß, Schwefelverbindungen, Blei-, Arsen-Verbindungen, Tetrachlorkohlenstoff, Methylenchlorid, Monochlorbenzol usw. Lösungsmittel, Weichmacher
Gummikleber	**2a, c, 8a**	Klebstoffe und Lösungsmittel
Gummimischer s. Gummifach-arbeiter		
Gummi-schneider Gummistanzer	**2a, c**	—
Gummistempel-macher	**2a, c**	—
Gummistreicher	**2a, 6b, 8a, b**	Lösungsmittel (Benzol und Homologen, Benzin)
Gummitaucher	**2a, 8a, b**	Lösungsmittel
Gummiwalzen-führer und Gummiwerker s. Gummi-facharbeiter		
Gußputzer s. Metallputzer		
Hafenarbeiter	**1a, 3, 4a, 6e**	—
Hammerschmied	**1a, 2a, 3, 4a—d, 7a**	Belastung des Stütz- und Bewegungsapparates

Berufe	Tätigkeits-merkmale	Gefährdungsmöglichkeiten (ohne Unfälle)
Handformer (Metall) s. Former		
Handrammer	**1a, 2a, 3, 4a, 6e, 7b**	Beanspruchung des Stütz- und Bewegungsapparat
Handschuh-macher	**2c, 4a, 8a**	Haut bei Chromleder
Handstanzer	**1b, 2a, 4a—d**	—
Handweber	**1b, 2c, 4a, 9b**	—
Handzug-Instrumentenbauer (Akkordeonbau)	**2a, c, 4a, b**	—
Hausdiener	**1b, 2b, 3**	—
Hausgehilfin	**1b, 2a—f**	—
Heizer	**1a, 2a, 3, 6b**	Kohlenoxyd
Heizungs- und Lüftungs-installateur	**1b, 2a, d, 3, 4a—d, 5**	—
Herrenfrisör s. Frisör		
Herrenschneider s. Schneider		
Hobler (Metall)	**2a, 4a—d, 7a, 8a**	Bohr-, Schleif- und Kühlmittel
Hochofen-arbeiter Hochofen-schmelzer	**1a, 2a, 3, 4a, 6b, c, 9a**	Gichtgase, Kohlenoxyd, Augen (Feuerstar) Ultrarot-Strahlung

Berufe	Tätigkeits-merkmale	Gefährdungsmöglichkeiten (ohne Unfälle)
Hochseefischer	**1a, 3, 4a, 6e, 9b**	Infektionen (Rotlauf)
Holzbeizer s. Polierer		
Holzbildhauer und -schnitzer	**2a, c**	—
Holzblasinstrumentenmacher	**2a, c**	—
Holzfäller	**1a, 2a, 3, 4a, 6e**	—
Holzmaschinenarbeiter	**2a, 4a, 8a**	Allergische Reaktionen auf Staub exotischer Hölzer
Holzpolierer und -beizer s. Beizer und Polierer		
Holzschuhmacher	**2c**	—
Holzspielwarenmacher	**2c**	—
Hornbrillenmacher	**2c**	—
Hotel- und Gaststättengehilfe	**2a, b**	—
Hufschmied	**1a, 2a, 3, 4a—d**	—
Hut- und Mützenmacher	**2c, 8a**	Allergie gegen Haarfilz. Appreturlacke (Strohhüte), Quecksilberbeize
Imker	**2a, 8a**	Bienengift und Wabenkitt

Berufe	Tätigkeits-merkmale	Gefährdungsmöglichkeiten (ohne Unfälle)
Installateur (Rohrleger)	**1a, 2a—f, 3, 4a—d**	—
Isolierer	**1b, 2a, 4a, 5, 8a, b**	Asbest, Kieselgur, Glaswolle, Pech, Teer, Asphalt, Korkmehl
Juwelier	**2a, c**	—
Kabelflechter	**2a, c, 4a, 8a**	Paraffin und Teer
Kabelmonteur	**1b, 2a, d—f, 4a—d, 6e**	—
Kachelformer	**1b, 2a, 4a—d, 6d**	—
Kachelschleifer	**2a, c, 8b**	Keramikstaub, gelegentl. Bleieinwirkung
Kaffeeröster	**2a, 6b, 8a, b**	Allergien durch Röstprodukte
Kalkarbeiter	**1b, 2a, 8a, b**	Kalkstaub, Kohlenoxyd und Ätzkalk
Kalkbrenner	**1b, 2a, 6b, 8a, b**	Kalkstaub, Kohlenoxyd und Ätzkalk
Kanalbauer	**1b, 2a, 6e**	—
Kanalmaurer	**1a, 2a—f, 3, 6e, 8a**	Beton (Zement)
Kanzleigehilfe	**2c**	—
Karosseriebauer	**1a, 2a, 3, 4a—d**	—
Kaufmännischer Angestellter	**2c**	—
Kellereigehilfe	**1b, 2a, 3, 4a, 6a, d**	Kohlensäure
Kellner	**1b, 2a, b, 4a**	Belastung des Stütz- und Bewegungsapparates

Berufe	Tätigkeitsmerkmale	Gefährdungsmöglichkeiten (ohne Unfälle)
Kerambrenner	1a, 2a, 3, 4a, 6b	Staublunge, Kohlenoxyd
Keramfeinschleifer	1b, 2c, 4a	Staublunge, gelegentl. Bleieinwirkung
Keramformengießer	1b, 2a, 4a	
Keramformer (Porzellan und Steingut)	1b, 2a, c, 3, 4a, d	
Keramfreidreher		
Kerammaler	2c, 8a, 9b	Mineralfarben, Terpentin und Lösungsmittel, Bleifarben
Kerammassemischer	1a, 2a, 3, 8b	Silikose
Kerammodelleur	1b, 2a, c	—
Kernmacher (Metallindustrie)	1b, 2a, c, 4a—d, 8a	Formöle
Kesselmaurer	1a, 2a, 4a—d, 5, 6b, 8a	Kalk, Zement, Kohlenoxyd, auch Schamottestaub (Staublunge)
Kesselnieter	1a, 2a—f, 4d, 7a	—
Kesselreiniger	1b, 2a—f, 6d, 7a	Lungenverstaubung, Kohlenoxyd. Chemikalien
Kesselschmied	1a, 2a, d—f, 4a—d, 7a	—

Berufe	Tätigkeits-merkmale	Gefährdungsmöglichkeiten (ohne Unfälle)
Klavier- und Harmonium-bauer	**1b, 2a, 4a**	—
Kleidernäher s. Schneider		
Klempner	**1b, 2a—f, 4a—d, 5, 6e**	—
Klischeeätzer	**2a, c, 8a, b**	Ätzsäuren und Chromate (Allergien)
Knopfmacher	**2c, 4a, b, 8a, b**	Knochen-, Kunstharz-, Horn-, Zelluloid- usw. Staub
Koch	**2a, 6b**	Stütz- und Bewegungsapparat durch Stehberuf, Infektionen (Wild, Fische)
Kohlenträger	**1a, 2a, b, 3**	Belastung des Stütz- und Bewegungsapparates
Kokereiarbeiter	**1a, 2a, b, 6b, c, 8b**	Belastung des Stütz- und Bewegungsapparates. Kohlenoxyd, Schwefelverbindungen, Ammoniak, Teer
Kokillengießer	**1a, 2a, 3, 4a, 6b**	Beanspruchung des Stütz- und Bewegungsapparates
Konditor s. Bäcker		
Konfektmacher	**2a, c**	Zuckernekrosen der Zähne
Korbmacher	**2c, 4a, 8a, b**	Chlor und schweflige Säure im Bleichverfahren
Kosmetikerin	**2a, c**	Stütz- und Bewegungsapparat (Stehberuf)
Kraftfahrzeug-elektriker	**1b, 2a—f**	—

Berufe	Tätigkeitsmerkmale	Gefährdungsmöglichkeiten (ohne Unfälle)
Kraftfahrzeughandwerker	**1b, 2a—f, 4a—d, 8a**	Mineralöle, Fette und Lösungsmittel. Auspuffgase (CO), gelegentlich Bleibenzin
Krankenpflegevorschüler Krankenschwesternvorschülerin	**2a, b, 8a**	Wasch-, Desinfektions- und Arzneimittel (Allergie), Infektionen
Kranmaschinist	**2a, c, 4a, 5**	—
Kranschlosser s. Maschinenschlosser		
Kristallglasschleifer	**2c**	Glas- und Schleifsteinstaub. Stütz- und Bewegungsapparat durch Zwangshaltung. Schleimbeutelentzündungen der Ellenbogen und Unterarme
Küchenhilfe	**2a—c, 6d, 8a**	Waschmittel. Stütz- und Bewegungsapparat durch Stehberuf
Küfer	**2a, 6a, d, 8b**	Kohlensäure, Schwefelverbindungen
Kürschner	**2a, c, 8a, b**	Tierhaare (Allergie) und Pelzfarben
Kunstgewerbler	**2a, c**	—
Kunstglaser	**1b, 2a, c, 5, 6e**	Blei
Kunstschlosser	**1b, 2a, 4a—d**	—

Berufe	Tätigkeits-merkmale	Gefährdungsmöglichkeiten (ohne Unfälle)
Kunstschmied	1b, 2a, c, 4a—d	—
Kunststoff-hersteller	1b, 2a, 8a, b	Polykondensate, Polymerisate, Polyaddukte usw. (Allergien)
Kunststoffpresser	2a, c, 8a, b	Polykondensate, Polymerisate, Polyaddukte usw. (Allergien)
Kunststoff-schlosser	2a, c, 8a, b	Polykondensate, Polymerisate, Polyaddukte usw. (Allergien)
Kunststoff-schweißer	2a, c, 8a, b	Polykondensate, Polymerisate, Polyaddukte usw. (Allergien)
Kunststoff-spritzer	2a, c, 8a, b	Polykondensate, Polymerisate, Polyaddukte usw. (Allergien)
Kunststopfer	2a, 9a, b	—
Kupferdrucker	2a, 8a, b	Walzenwaschmittel. Lösungs- und Verdünnungsmittel
Kupferschmied	1a, 2a, c, 4a—d, 7a	—
Kupferstecher	2a, c, 8a, b, 9a	Metallätzmittel (Salpetersäure)
Kupolofen-schmelzer	1b, 2a, b, 6b	Feuerstar, Ultrarot-Strahlung
Kurbelsticker s. Sticker		
Kutscher	6e	Von Tieren auf Menschen übertragbare Krankheiten (Milzbrand, Rotz usw.)
Laborant	2a, c, 8a, b	Durch jeweilig verwendete Ausgangsstoffe, Zwischen- und Endprodukte

Berufe	Tätigkeitsmerkmale	Gefährdungsmöglichkeiten (ohne Unfälle)
Lackfarbenarbeiter	**1b, 2a, 3, 8a, b**	Farben und Lösungsmittel, Reinigungsmittel für Gebinde und Maschinen (Benzol und seine Homologen, Halogenkohlenwasserstoffe, Harze, Öle, Weichmacher). Blei-, Chrom-, Arsenverbindungen
Lackierer	**2a, 8a, b**	Farben und Lösungsmittel, Reinigungsmittel für Gebinde und Maschinen (Benzol und seine Homologen, Halogenkohlenwasserstoffe, Harze, Öle, Weichmacher). Blei-, Chrom-, Arsenverbindungen
Lagerarbeiter	**1a, 2a, 3**	—
Landarbeiter	**1a, 2a—f, 3, 6e, 8a, b**	Belastung des Stütz- und Bewegungsapparates. Saatbeizemittel (Quecksilber, Arsen), Schwefelverbindungen. DDT-Gruppe, Rattenbekämpfungsmittel, Kieselfluorwasserstoff, Thallium-Salze
Landmaschinenhandwerker	**1a, 2a—f, 8a**	Schmieröle und Fette, Entfettungsmittel (Tri, Benzin)
Landwirt	**1a, 2a—f, 3, 6e, 8a, b**	Belastung des Stütz- und Bewegungsapparates, Dünge- und Schädlingsbekämpfungsmittel, Saatbeizemittel (Quecksilber, Arsen), Schwefelverbindungen, DDT-Gruppe, Rattenbekämpfungsmittel, Kieselfluorwasserstoff, Thallium-Salze. Von Tieren auf Menschen übertragbare Krankheiten.
Lederbekleidungsschneider	**2a, c, 8a**	Lederfärbemittel
Lederhersteller s. Gerber		

Berufe	Tätigkeits-merkmale	Gefährdungsmöglichkeiten (ohne Unfälle)
Lederfärber	**2a, 6d, 8a**	Farbstoffe
Leichtmetall-gießer	**1a, 2a, 3, 4a, 6b**	Metallrauch (Gießfieber)
Leichtmetall-schmied	**1a, 2a, 3, 4a—d, 7a**	—
Leistenvergolder	**2a, c, 8a, b**	Farben, Metallstaub und Lösungsmittel
Lichtbildner s. Fotograf		
Lichtdruck-retuscheur	**2a, c, 8a, b, 9a, b**	Chemikalien und Farben
Lichtpauser	**2a, c, 8a, b, 9a**	Entwickler- und Fixierbäder
Linoleumleger	**1b, 2a—f**	Stütz- und Bewegungsapparat, Schleimbeutelentzündung (kniende Arbeit)
Linoleum-macher	**1b, 2a, 6b, 8a**	Korkstaub, u. U. Lösungsmittel
Linsenschleifer Linsenpolierer	**2c, 4a, b,**	Beanspruchung des Stütz- und Bewegungsapparates, Schleimbeutelentzündung der Ellenbogen
Lithograph	**2a, c, 8a, b, 9a**	Chromsalze, Salpetersäure und Ätzlösungen
Löter	**2a, c, 8b**	Blei selten, Kolophonium, Chlorzink
Lokomotiv-schlosser	**1a, 2a, c, d, f, 4a—d, 7a, 8a**	Mineralöle und Schmierfette
Mälzer und Brauer s. Brauer		

Berufe	Tätigkeitsmerkmale	Gefährdungsmöglichkeiten (ohne Unfälle)
Maler	**2a, c—f, 4a, 5, 8a, b, 9b**	Abbeiz-, Lösungs- und Verdünnungsmittel
Mannequin	**2a, b**	—
Marmorschleifer	**1b, 2a, c, 3, 4a, b**	Staub
Maschinenarbeiter	**1a, 2a, c**	Reinigungs- und Schmiermittel
Maschinenbauer	**1b, 2a, c, 4a—d**	—
Maschinendrechsler s. Drechsler		
Maschineneinrichter s. Einrichter		
Maschinenhohlglasmacher s. Glasmacher		
Maschinenreiniger s. Maschinenarbeiter		
Maschinenschlosser s. Schlosser		
Maschinensetzer	**2c**	—
Maschinensticker s. Sticker		
Maschinenstricker s. Stricker		
Maschinenstanzer s. Stanzer		
Maschinenweber s. Weber		
Maschinist	**1b, 2a, c, 6c, 8a**	Schmier- und Reinigungsmittel

Berufe	Tätigkeits- merkmale	Gefährdungsmöglichkeiten (ohne Unfälle)
Maskenbildner	2a	—
Matrose	1a, 6e	—
Maurer Maurerhelfer	1a, 2a—f, 3, 4a—d, 5, 6e, 8a	Belastung des Stütz- und Bewegungsapparates, Zement (Chromallergie)
Mechaniker	1b, 2a, c, 4a—d, 8a	Lösungsmittel, Mineralöle und Fette
Melker	1a, 2a—c, 3, 6e, 8a	Von Tieren auf Menschen übertragbare Krankheiten (Infektionen und parasitäre Hautkrankheiten, Melkerknoten)
Messer- und Klingenschmied	1a, 2a, 3, 4a—d, 7a	—
Metallätzer	2a, c, 8a, b	Laugen, Säuren, Lösungsmittel (u. U. nitrose Gase)
Metallarbeiter	1a, 2a, 3, 4a, 7a, b, 8a	Mineralöle und Lösungsmittel
Metallbohrer	1b, 2a, c, 4a—d, 8a	Bohr-, Schleif-, Kühl- und Lösungsmittel
Metallfolienmacher	2a	Metallstaub und Talkum
Metallformer s. Former		
Metallgewebemacher	1b, 2a, 4a—d	—
Metallgießer s. Gießereiarbeiter		

Berufe	Tätigkeitsmerkmale	Gefährdungsmöglichkeiten (ohne Unfälle)
Metallhärter	**1b, 2a, 4a, 8a, b**	Öldämpfe, Cyanbäder, nitrose Gase, Bleibäder, Ruß, Graphit
Metallhobler	**1b, 2a, d, 4a, 8a**	Bohr-, Schleif- und Kühlöle sowie Lösungsmittel
Metallhüttenwerker	**1a, 2a, 3, 4a—d, 6b, c**	Kohlenoxyd. Vergiftungen durch Nichteisenmetallrauch
Metallackierer	**2a, c, 8a, b**	Lacke und Lösungsmittel
Metallöter s. Löter		
Metalloberflächenveredler s. Galvaniseur		
Metallpolierer	**2a**	Lösungsmittel, Mineralöle
Metallputzer	**1a, 2a, c, 3, 4a—d, 7a, b**	Kieselsäurehaltiger Staub, Metallstaub
Metallscharfschleifer (Messer und Klingen)	**1b, 2a, c, d, 4a—d**	—
Metallschleifer	**1b, 2a, c, d, 4a**	Schleifstaub, Lösungsmittel, Bohr-, Schleif- und Kühlmittel
Metallschmelzer (Nichteisenmetalle)	**1a, 2a, 3, 4a, 6b**	CO, Nichteisenmetallrauch
Metallspanabnehmer (Fräser und Hobler) s. Metallhobler		
Metallspritzer	**1b, 2a, 4a**	Blei, Zink usw. (Gießfieber)
Metallstecher	**2a, c, 4b, 9a**	Ätzmittel

Berufe	Tätigkeits-merkmale	Gefährdungsmöglichkeiten (ohne Unfälle)
Metallwerkzeugmacher s. Werkzeugmacher		
Metzger s. Fleischer		
Mineralbrenner (Kalk- und Zementbrenner)	**1a, 2a, 6b, c, 8a, b**	Staub, CO, Zement und Kalk
Mineralfarben-arbeiter	**1b, 2a, 8a, b**	Farben, Lösungsmittel, Zink-, Blei-, Chromverbindungen usw. bei Herstellung entsprechender Farben
Mineralöl-destillateur	**1b, 2a, 8a, b**	Mineralöle, Naphthene, Paraffine
Modellbauer (Holz und Metalle) Modelltischler	**1b, 2a, c, 4a—d, 8a, b**	Holzstaub und Farblacke, Leimsorten
Modellschlosser	**1b, 2a, c, 4a—d, 8a**	Mineralöle und Fette, Lösungsmittel
Modezeichner	**2a, c**	—
Modist	**2a, c**	—
Möbellackierer Möbelmaler Möbelpolierer	**2a, 4b, 8a, b**	Poliermittel (Schellack, Spiritus, Terpentin), Farblacke und Lösungsmittel
Möbeltischler	**1b, 2a, 4a—d, 8a, b**	Holzstäube (auch exotische), Leime, Farblacke, Terpentin
Mörtelbereiter s. Bauarbeiter		
Mörtelträger s. Bauarbeiter		

Berufe	Tätigkeitsmerkmale	Gefährdungsmöglichkeiten (ohne Unfälle)
Molkereifacharbeiter	**1a, 2a, 3, 6d, 8a**	Infektionen (Bang, Tbc)
Monteur (Großmaschinen)	**1a, 2a, c, 3, 4a—d, 8a**	Mineralöle und Fette, Lösungsmittel
Motorenschlosser	**1b, 2a—f, 3, 4a—d, 8a**	Mineralöle und Fette, Auspuffgase (ggf. Bleibenzin z. B. bei Flugmotorenschlossern). Lösungsmittel
Mühlenbauer	**1a, 2a, 3, 4a—d**	—
Müller (Getreidemüller)	**1a, 2a, 3, 8a, b**	Mehlstaub (Mehlekzem und Mehlasthma, Parasiten) Belastung des Stütz- und Bewegungsapparates
Mützenmacher	**2c, 8a**	Appretur
Musterschneider s. Schneider		
Musterzeichner	**2a, c, 9a**	—
Nadelmacher	**1b, 2a, 4a—d, 8a**	Mineralöle
Näher s. Schneider		
Nährmittelhersteller	**1b, 2a, c, 8a, b**	Mehlstaub (Allergien)
Nagelschmied	**1a, 2a, 4a—d, 7a, 8a, b**	Rauchgase, Kühlöle, Entrostungsmittel
Natursteinschleifer s. Steinschleifer		

Berufe	Tätigkeits-merkmale	Gefährdungsmöglichkeiten (ohne Unfälle)
Netzmacher	**2a, c, 4a, 8a**	Teer und Pech
Nieter	**1a, 2a, d—f, 4a—d, 6c, 7a, b**	—
Obst- und Gemüse-konservierer	**1b, 2a, c, 3, 6d**	—
Ölmüller	**1b, 2a, 8a, b**	Allergie gegen Ölsamen (z. B. Rizinus)
Ofenarbeiter (Metall-, Stein-, Erden-industrie)	**1a, 2a, b, 3, 6b, c**	CO, u. U. kieselsäurehaltiger Staub
Ofenmaurer (Feuerungs-maurer)	**1a, 2a—f, 3, 8a, b**	Zement und Kalk, kieselsäurehaltiger Staub der feuerfesten Steine
Ofensetzer	**1a, 2a, 3, 8a**	Verschmutzung mit Ruß bei alten Öfen, Staub bei Abriß-arbeiten
Offsetdrucker	**2a, c, 8a, b, 9b**	Farben und Lösungsmittel
Optiker	**2c**	—
Orgelbauer	**1b, 2a, 4a**	—
Orthopädie-mechaniker	**2a, c, 4a—d, 8a, b**	Mineralöle, Lösungsmittel, Gießharze und Härter (z. B. für Schwimmprothesen)
Orthopädie-schuhmacher s. Schuhmacher		
Packer	**1a, 2a, 3, 4a**	Belastung des Stütz- und Be-wegungsapparates

Berufe	Tätigkeits-merkmale	Gefährdungsmöglichkeiten (ohne Unfälle)
Papierfabrik-arbeiter	1a, 2a, 3, 4a, 6d, 8a, b	Laugen, Säuren, Farbzusätze, Leimsorten, Konservierungsmittel (Formaldehyd)
Papierfärber		
Papierhersteller		
Papierkocher		
Papier-maschinen-arbeiter		
Papiermasse-bleicher		
Parfumeur	2a, c, 8a, b	Ätherische Öle und Lösungsmittel (Alkohole)
Parfumerie-arbeiter	1b, 2a, 3, 8a, b	
Parkettboden-leger	1a, 2b, f, 8a	Stütz- und Bewegungsapparat Schleimbeutelentzündungen der Knie, Holzschutz- und Anstrichmittel
Pelz- und Fellfärber	1b, 2a, 6d, 8a, b	Farblaugen und Beizen. Ursolasthma, Allergie gegen Tierhaare, Infektion (Milzbrand)
Pelznäher	2c, 8a, b	Allergien durch Pelzfarben und Tierhaare
Pelztierzüchter	2a, b	Von Tieren auf Menschen übertragene Krankheiten
Perücken-macher	2c, 8a	Haarfarben, Leimsorten
Pflanzenzüchter	1b, 2a, b, 8a, b	Saatbeizemittel (Quecksilber, Arsen), Schwefelverbindungen. DDT-Gruppe, Kieselfluorwasserstoff, Thalliumsalze

Berufe	Tätigkeitsmerkmale	Gefährdungsmöglichkeiten (ohne Unfälle)
Pflastererhelfer	**1a, 2a, d, 3, 6e, 7b**	Belastung des Stütz- und Bewegungsapparates, Schleimbeutelentzündung der Knie
Plätter s. Bügler		
Planierungsarbeiter s. Bauarbeiter		
Platten- und Fliesenleger	**1b, 2d—f, 8a**	Zement und Mörtel, Schleimbeutelentzündung der Knie
Photograph Photolaborant	**2a, c, 6d, 8a, b, 9a, b**	Entwickler- und Fixierbäder, Dunkelarbeit
Physiklaborant	**2a, c**	—
Polierer s. Möbel-, Metallpolierer		
Polsterer	**1b, 2a, c—f, 4a, b, 8a, b**	Staub von Faserstoffen
Porzellandreher Porzellanformer Porzellangießer	**1b, 2a, c, 4a—d**	Freie oder gebundene Kieselsäure (Silikose)
Porzellanmaler	**2c, 8a, b, 9a, b**	Farben und Lösungsmittel
Posamentenmacher Posamentier- und Seidenknopfarbeiter	**2a, c**	—
Postjunghelfer	**1b, 2a, c**	—

Berufe	Tätigkeitsmerkmale	Gefährdungsmöglichkeiten (ohne Unfälle)
Puppenmacher	**2c**	—
Putzer (Baugewerbe)	**1a, 2a, 4a, b, 5, 6c, d, e, 8a**	Haut durch Kalk, Zement, Mörtel. Stütz- und Bewegungsapparat
Putzmacher	**2a, c**	—
Querschläger s. Bergbau		
Rauchwarenzurichter (Pelze und Felle)	**1b, 2a, c, 6d, 8a, b**	Tierinfektionen (Milzbrand) Säuren und Laugen, Pelzfarben
Repassiererin	**2c, 9a**	—
Rohrleger	**1a, 2a, d—f, 3, 4a—d, 6e, 8a**	Gelegentlich durch Rostschutzmittel (Bleifarben, Zink)
Roßschlächter s. Fleischer		
Rundfunk- und Fernsehmechaniker	**2a, c, 9b**	—
Rundfunkröhrenarbeiter	**2a, c, 6b**	Quecksilbereinwirkung an Vakuumpumpen, Lösungsmittel, CO
Rolladen- und Jalousiebauer	**1b, 2a, c, d, e, f, 4a—d, 5**	—
Sägewerker Sägewerksarbeiter	**1a, 2a, b, 3, 4a—d, 7a, 8b**	Holzstaub

Berufe	Tätigkeits-merkmale	Gefährdungsmöglichkeiten (ohne Unfälle)
Salinenarbeiter	**1a, 2a, 6d**	—
Salzsieder	**1b, 2a, 6b, d, 8a**	Salzstaub
Sargtischler s. Tischler		
Sattler	**1b, 2a, c, 4a, b, c, d, 8a**	Stütz- und Bewegungsapparat durch Zwangshaltung, Sehnenscheiden, Sehnen- und Muskelansätze. Lederfarben, Chromleder
Schachtbauer s. Bergbau		
Schachthauer s. Bergbau		
Schäfer s. Tierzüchter		
Schamotte-brenner	**1a, 2a, 3, 4a, 6b**	CO, freie Kieselsäure enthaltender Staub (Silikose)
Schamotte-former	**1a, 2a, 4a, 7b**	—
Schaufenster-dekorateur	**2a, 4a, 9b**	—
Schauspieler	**8a, 10**	Schminke, UV-Strahlung
Schieferwerker / Schieferarbeiter	**1a, 2a, 3, 4a**	—
Schiffsbauer (Eisen)	**1a, 2a, 3, 4a, d, 5, 6e, 7a, 8a**	—

Berufe	Tätigkeitsmerkmale	Gefährdungsmöglichkeiten (ohne Unfälle)
Schiffsmaschinist Schiffsschlosser	1a, 2a, 3, 4a, d, 5, 6e, 8a, b	Mineralöle, Fette, Lösungsmittel, Farben, Lacke, Imprägnierungsmittel
Schiffszimmerer	1a, 2a, 3, 4a, d, 5, 6e, 8a, b	Exotische Hölzer, Holzkonservierungsmittel (Karbolineum, Dinitrokresole, Dinitrophenole), Flammschutzmittel
Schirmmacher	**2c, 4a, b**	—
Schlackenabstecher s. Hochofenarbeiter		
Schleifscheibendreher und -former	**1b, 2a, c, d, 4a, 6d**	—
Schlämmer (Kaolin, Kreide, Ton)	**1b, 2a, 4a, 6d, e**	—
Schlepper (Bergbau) s. Bergbau		
Schlosser	**1a, 2a, 3, 4a—d, 6b, e 8a**	Mineralöle, Fette und Lösungsmittel
Schmied	**1a, 2a, 3, 4a—d, 6b, 7a, b**	—
Schneider	**2c, 9a**	—
Schokoladen- und Konfektmacher	**2a, b, c, 6b, 7a**	Zuckernekrosen der Zähne

Berufe	Tätigkeitsmerkmale	Gefährdungsmöglichkeiten (ohne Unfälle)
Schornsteinmaurer	**1a, 2a, 3, 5, 6e, 8a**	Zement und Kalk
Schornsteinfeger	**1b, 2a, 4a, 5, 6e, 8a**	Ruß und Teer, Schwefelverbindungen (Ölheizungen)
Schreiner s. Tischler		
Schriftgießer	**2a, c**	—
Schriftmaler	**2a, c, 5, 8a, 9b**	Farben und Lösungsmittel
Schriftsetzer	**2a, c**	—
Schuhmacher	**2a, c, 4a—d, 8a**	Haut durch Ledersorten, Klebstoffe und Lösungsmittel,
Schuhfabrikarbeiter	**2a, c, 4a—d, 7b, 8a**	Stütz- und Bewegungsapparat an Anklopfmaschinen
Schweißer (Autogen und Elektro)	**1b, 2a, c—f, 4a, 6b, 8a, b, 9a**	CO, nitrose Gase, Farben- und Metalldämpfe vom geschweißten Material, Blei-, Kadmiumvergiftung, Entzündungen des äußeren Auges, Schädigung der Netzhaut (UV-Strahlung des Lichtbogens)
Schwesternschülerin s. Krankenpflegevorschüler		
Seemann	**1a, 2a—f, 3, 4a, 5, 6e, 9b**	—
Segelflugzeugbauer	**1b, 2a, 4a—d, 8a**	Leim, Holzsorten und Holzimprägnierungsmittel

Berufe	Tätigkeitsmerkmale	Gefährdungsmöglichkeiten (ohne Unfälle)
Segel- und Zeltmacher	**1b, 2a, c, 4a**	—
Seifensieder	**1b, 2a, 6b, d, 8a**	Laugen, Säuren
Seiler	**1b, 2a, c**	Faserstäube (chronische Bronchitis, Seilerhusten, Hanffieber)
Silberschmied	**2a, c, 4a, 8a**	Putzmittel
Spinner Spinnereiarbeiter	**1b, 2a, 4a, 7a, 8a, b**	Mineralöle, Faserstäube
Sprechstundenhilfe	**2a, b, c**	Infektionen
Spritzlackierer	**2a, c, 4a, 8a, b**	Farben und Lösungsmittel
Stahlbauschlosser	**1a, 2a, 3, 4a—d, 5, 8a**	Bleifarben, Lösungsmittel
Stahlgießer s. Hochofenarbeiter		
Stahlformenbauer	**1b, 2a, 4a**	—
Stahlgraveur	**2a, c, 9a**	—
Stahlschleifer	**1b, 2a, 4a**	Schleifstäube
Stahlschmelzer s. Hochofenarbeiter		
Stangen- und Rohrzieher	**1a, 2a, 3, 4a, 6b**	CO
Stanzer (Hand und Maschine)	**1b, 2a, c, 4a, 8a**	Kühlöle

Berufe	Tätigkeits-merkmale	Gefährdungsmöglichkeiten (ohne Unfälle)
Starkstrom-monteur	**1b, 2a, d—f, 4a—d, 5, 6e**	—
Stauer	**1a, 2a, 3, 4a, 6e**	Belastung des Stütz- und Bewegungsapparates
Steinätzer	**1b, 2a, c, 4a, 8a, b**	Ätz- und Steinreinigungsmittel, Phosphate, Flußsäure
Steinbildhauer	**1b, 2a, c, 4a—d**	Steinstaub, je nach Herkunft und Kieselsäuregehalt verschieden
Steinbohrer	**1a, b, 2a, 3, 4a, 6e, 7b**	Steinstaub, je nach Herkunft und Kieselsäuregehalt verschieden
Steinbrecher Steinbruch-arbeiter	**1a, 2a, 3, 4a, 6e, 7b**	Steinstaub, je nach Herkunft und Kieselsäuregehalt verschieden
Steindrucker	**2a, c, 8a**	Ätzmittel
Steinhauer	**1a, 2a, 3, 4a, 6e, 7b**	Stütz- und Bewegungsapparat, Stäube, je nach Herkunft und Kieselsäuregehalt verschieden
Steinholzleger	**1a, 2a, d—f, 4a, 8a**	Zement und Kalk, Schleimbeutelentzündungen beim Arbeiten in kniender Stellung
Steinmetz	**1a, 2a, 3, 4a, 5, 6e, 8a, b**	Steinstaub, je nach Herkunft und Kieselsäuregehalt verschieden
Steinsalzhauer	**1a, 2a, d, f, 3, 4a, 7b, 8a**	Belastung des Stütz- und Bewegungsapparates, Haltungsschäden, Salzstaub
Steinschleifer Steinschneider	**1b, 2a, c, 3, 4a, 7a, 8a**	Gesteinsstaub je nach Herkunft, bei Kunststeinen u. U. durch Asbestbeimengungen

Berufe	Tätigkeitsmerkmale	Gefährdungsmöglichkeiten (ohne Unfälle)
Steinsetzer	**1a, 2a, d—f, 3, 4a, 6e**	Schleimbeutelentzündung (kniende Arbeit)
Steinträger	**1a, 2a, b, 3, 4a, 5, 6e,**	Stütz- und Bewegungsapparat durch Belastung
Steinzeugformer	**1b, 2a, 4a, 6d, 7b, 8a**	Chromverbindungen im Zement, Rüttelanlagen (Schäden des Stütz- und Bewegungsapparates)
Stellmacher	**1a, 2a, c—f, 3, 4a, 8a, b**	Holzstäube, Leimsorten
Stempelmacher	**2c**	—
Stenotypistin	**2c**	Beanspruchung der Sehnen- u. Muskelansätze (Sehnenscheidenentzündungen)
Stereotypeur	**2a, c**	—
Sticker	**2a, c, 9a**	—
Stoffdrucker	**2a, 8a**	Stoff-Farben
Straßenbauer Straßenbauarbeiter	**1a, 2a, d—f, 3, 4a, 6e, 7b, 8a, b**	Schleimbeutelentzündungen (kniende Arbeit) Lichtdermatosen, Teer- und Pechhaut
Straßenkehrer	**2a, b, 6e**	—
Straßenzementierer	**1a, 2a, d—f, 3, 4a, b, 6e, 8a,**	Zement (Chromallergie)
Streichinstrumentenbauer	**2a, c**	—
Stricker Strickmaschineneinrichter	**2a, c, 4a, 7a,**	—

Berufe	Tätigkeits-merkmale	Gefährdungsmöglichkeiten (ohne Unfälle)
Süßwaren-hersteller	**2a, c**	Zuckernekrosen der Zähne
Tabakarbeiter	**2a, c, 8a, b**	Tabak- und Begleitstäube
Tänzer	**2a, b, d, e**	—
Täschner	**1b, 2c, 4a, d**	—
Tankwart	**2a, b, 6d, e, 8a, b**	Treibstoffgase, Mineralöle und Fette, Fahrzeugwasch- und -pflegemittel
Tapetendrucker	**2a, 4a, 8a, 9b**	Atmungsorgane durch Bronze- oder Aluminiumstaub bei entsprechender Spezialarbeit
Tapezierer	**1b, 2a, 4a, 8a**	—
Tauchlackierer	**2a, 4a, 8a, b**	Farben und Lösungsmittel
Technischer Zeichner	**2a, c, 9a**	—
Teerkocher s. Asphaltkocher		
Teigwaren-macher	**1b, 2a, 4a, b, 8a, b**	Mehlstaub und Backmittel (Allergien)
Telegraphenbau-handwerker	**1a, 2a, 3, 4a, 5, 6e**	—
Telegraphenbau-arbeiter		
Telefonistin	**2c, 10**	—
Teppichknüpfe-rin (Hand)	**1b, 2a, c, 9b**	—
Teppichweber (Maschine)	**1b, 2a, 4a, 7a, 9b**	—
Terrazzo-hersteller	**1b, 2a, 3, 4a, 6d, 8a, b**	Zement

Berufe	Tätigkeits-merkmale	Gefährdungsmöglichkeiten (ohne Unfälle)
Terrazzoleger	**1a, 2a, d—f, 4a, b, 6d, 8a**	Schleimbeutelentzündungen bei kniender Arbeit
Terrazzo-schleifer	**1a, 2a, d—f, 4a, b, 6d, 8a, b**	Schleifstäube, CO bei explosionsmotor-getriebenen Schleifmaschinen
Textilbleicher Textilfärber	**1b, 2a, 4a, 6d, 8a, 9b**	Chemikalien und Farbstoffe
Textillaborant	**2a, 8a, b**	Chemikalien
Textilreiniger	**2a, 6d, 8a, b**	Lösungsmittel (Tri, Perchloräthylen, Tetrachlorkohlenstoff usw.)
Textilzurichter	**1b, 2a, 4a, 6d, 8a, b**	Appreturmittel, Beiz- und Farbstoffe
Thermometer-bläser	**2c**	Quecksilber
Tiefbauarbeiter	**1a, 2a, d—f, 3, 4a, 5, 6e, 8a**	Belastung des Stütz- und Bewegungsapparates
Tiefdrucker Tiefdruckätzer	**1b, 2a, c, 4a, 8a, b, 9b**	Farben und Lösungsmittel (Homologen des Benzols), Mineralöle, Ätzmittel
Tierausstopfer	**2a, c, 8a, b**	—
Tierpfleger Tierpräparator Tierzüchter	**2a, b, 6e, 8a, b**	Tierhaare, Insektizide, von Tieren auf Menschen übertragbare Krankheiten
Tischler	**1b, 2a, 3, 4a—d, 8a, b**	Holzstaub, Leimsorten, Holzimprägnierungsmittel

Berufe	Tätigkeits-merkmale	Gefährdungsmöglichkeiten (ohne Unfälle)
Töpfer	**1b, 2a, c, 6d**	—
Torfstecher	**1a, 2a, 3, 4a, 6e**	—
Transport-arbeiter	**1a, 2a, b, 3, 4a**	Stütz- und Bewegungsapparat durch starke Belastung
Tuchfärber	**1b, 2a, 6d, 8a**	Beanspruchung des Stütz- und Bewegungsapparates Farbstoffe
Tunnelbauer Tunnelmaurer Tunnelzimmerer	**1a, 2a, 3, 4a—d, 6d, e, 7b, 8a, b**	Belastung des Stütz- und Bewegungsapparates, Mineralstäube, Zement, Kalk und Schalöle
Uhrmacher	**2c, 9a**	—
Universaldreher	**1b, 2a, 4a, 8a**	Bohr-, Schleif- und Kühlmittel
Universal-drucker	**1b, 2a, 4a, 8a**	Je nach Druckfarben und Lösungsmittel
Universalfräser s. Universal-dreher		
Universalhärter	**1b, 2a, 4a, 6d, 8a**	Mineralöle und Härtemittel (Ruß, Graphit, Cyanverbindungen, Bleibäder, Salzbäder)
Universalhobler	**1b, 2a, 4a, 8a**	Bohr-, Schleif- und Kühlmittel
Verzinker Verzinner	**1b, 2a, 4a**	Metallstäube und Rauche (Metalldampffieber)
Verkäufer	**2a, b**	—
Verladearbeiter s. Transport-arbeiter		

Berufe	Tätigkeits-merkmale	Gefährdungsmöglichkeiten (ohne Unfälle)
Vervielfältiger	**2a, c, 8a**	Entwickler und Fixierbäder
Wachsmodelleur	**2a, c**	—
Wachszieher (Kerzenmacher)	**2a, c, 6b, 8a, b**	Akroleindämpfe
Wäscher	**1b, 2a, c, 4a, 6d, 8a**	Beanspruchung des Stütz- und Bewegungsapparates, Waschmittel
Wäscheschneider	**2c**	—
Wagenbauer, Wagenschmied s. Stellmacher		
Wagenlackierer s. Lackierer		
Wagenwächser s. Tankwart		
Waggonbauer	**1a, 2a, 3, 4a—d, 8a**	Mineralöle und Fette, Stütz- und Bewegungsapparat durch Belastung
Waldarbeiter	**1a, 2a, 3, 4a, 6e**	Beanspruchung des Stütz- und Bewegungsapparates, Schädlingsbekämpfungsmittel
Walzendreher	**1b, 2a, d, 4a, 8a**	Mineralöle und Fette
Walzenstoffdrucker	**1b, 2a, 8a, b**	Druckfarben
Walzwerkarbeiter	**1a, 2a, 3, 4a, 6b, c, 7a, 8a, b**	Belastung des Stütz- und Bewegungsapparates, CO, Rauche, Dämpfe, Gase
Wasserbauwerker	**1a, 2a, 3, 4a, 6d, e**	Stütz- und Bewegungsapparat durch Belastung

Berufe	Tätigkeits-merkmale	Gefährdungsmöglichkeiten (ohne Unfälle)
Weber Webereiarbeiter	1b, 2a, c, 4a, 7a, 8a, b	Faserstaub, Mineralöle und Fette
Werftarbeiter	1a, 2a, 3, 4a—d, 5, 6c, e, 7a, 8a	Starke Beanspruchung des Stütz- und Bewegungsapparates, exotische Hölzer, Imprägnierungsmittel, Bleifarbanstriche
Werbefigurenmacher	2a, c	—
Werbezeichner	2c, 9a, b	—
Weinbauer Weingartenarbeiter	1a, 2a, b, d—f, 3, 4a, 6e, 8a, b	Schwere Belastung des Stütz- und Bewegungsapparates, Schädlingsbekämpfungsmittel
Weinküfer	1b, 2a, 6c, d	Kohlensäure
Werkzeugmacher Werkzeugschlosser	1b, 2a, 4a—d, 8a	Schleif-, Kühlmittel, Mineralöle und Fette Entfettungsmittel (Tri)
Wirker	1b, 2a, 4a, 7a	—
Wollkämmer Wollsortierer	1b, 2a, 8a, b	Wollstaub, Milzbrand
Wollwäscher	2a, 6d, 8a	Fett, Lösemittel, Milzbrand
Zahntechniker	2c, 8a	Allergosen
Zellulosekocher	1b, 2a, 4a, 6b, 8a, b	Laugen, Schwefelkohlenstoff, Schwefelwasserstoff
Zementarbeiter Zementierer	1a, 2a, d—f, 3, 4a, 6e, 8a	Zement (Chromallergie)

Berufe	Tätigkeits-merkmale	Gefährdungsmöglichkeiten (ohne Unfälle)
Zentralheizungs- und Lüftungsbauer	**1a, 2a, c—f, 3, 4a—d, 5**	—
Ziegler Ziegeleiarbeiter Ziegelbrenner	**1a, 2a, 3, 4a, 6b, c, e**	Belastung des Stütz- und Bewegungsapparates
Ziegelformer	**1b, 2a, 4a, b, 6d**	—
Zimmerer	**1a, 2a, 3, 4a—d, 5, 6a, 8a, b**	Holzkonservierungsmittel, Karbolineum, Dinitrokresole, Dinitrophenole, Flammschutzmittel und Schädlingsbekämpfungsmittel
Zigarren- und Zigarettenarbeiter s. Tabakarbeiter		
Zinngießer	**1a, 2a, 4a, 6b**	Metallrauch (Gießfieber)
Ziseleur	**2a, c, 9a**	—
Zuckerbäcker	**1b, 2a, 4a, 8a**	Zuckernekrosen der Zähne
Zuckerfabrikarbeiter	**1a, 2a, 3, 4a, 6b, d,**	Zuckernekrosen der Zähne
Zwirner	**1b, 2a, 4a, 7a**	—

Die in dem Untersuchungsbogen unter VII e aufgeführten Tätigkeitsmerkmale sind hier in Zahlen und Buchstaben aufgegliedert.

1. Körperlich
   a) schwere
   b) mittelschwere Arbeiten, auch wenn nur gelegentlich vorkommend
2. Arbeiten, die ständig oder überwiegend
   a) im Stehen
   b) im Gehen
   c) im Sitzen
   d) im Bücken
   e) im Hocken
   f) im Knien ausgeführt werden.
3. Arbeiten, die Heben, Tragen oder Bewegen von schweren Lasten ohne mechanische Hilfsmittel erfordern, auch wenn nur gelegentlich vorkommend.
4. Arbeiten, die besondere Anforderungen an das
   a) Festhalten und Greifen stellen, bei denen
   b) Drücken, Pressen
   c) Stoßen, Schlagen
   d) Drehen mit der Hand erforderlich ist.
5. Arbeiten, die Schwindelfreiheit erfordern, Arbeiten mit Absturzgefahr
6. Arbeiten unter ständiger oder überwiegender Einwirkung von
   a) Kälte
   b) Hitze
   c) starken Temperaturschwankungen
   d) Feuchtigkeit, Nässe
   e) Witterungseinflüssen
7. Arbeiten unter besonderer Einwirkung von
   a) Lärm
   b) Erschütterungen
8. Arbeiten mit besonderer Belastung
   a) der Haut
   b) der Schleimhäute
9. Arbeiten, die besonders
   a) die Augen belasten
   b) Farbtüchtigkeit erfordern
10. Arbeiten mit erheblicher nervöser Belastung

7. TEIL

ANHANG

I.

Gesetz zum Schutze der arbeitenden Jugend

(Jugendarbeitsschutzgesetz)

Vom 9. August 1960

(BGBl. I S. 665)

Der Bundestag hat mit Zustimmung des Bundesrates das folgende Gesetz beschlossen:

ERSTER ABSCHNITT

Allgemeine Vorschriften

§ 1 Geltungsbereich

(1) Dieses Gesetz gilt für die Beschäftigung von Kindern und Jugendlichen

1. als Lehrlinge, Anlernlinge, Arbeiter, Angestellte, Praktikanten und Volontäre,
2. mit sonstigen Dienstleistungen, die der Arbeitsleistung von Lehrlingen, Anlernlingen, Arbeitern und Angestellten ähnlich sind; hierunter fallen nicht gelegentliche geringfügige Hilfeleistungen, die aus Gefälligkeit erwiesen werden,
3. als Heimarbeiter.

(2) Ausgenommen ist

1. eine Beschäftigung, mit der überwiegend Zwecke der Erziehung, der Heilung oder des Schulunterrichts verfolgt werden,

2. die Beschäftigung verwandter Kinder und Jugendlicher (§ 70) im Familienhaushalt und in der Landwirtschaft (§ 29).

(3) Das Gesetz gilt nicht für die Beschäftigung auf Kauffahrteischiffen als Besatzungsmitglied im Sinne des § 3 des Seemannsgesetzes vom 26. Juli 1957 (Bundesgesetzbl. II S. 713).

§ 2 Begriff des Kindes und des Jugendlichen

(1) Kinder im Sinne dieses Gesetzes sind Personen,

1. die noch nicht oder noch zum Besuch einer Schule mit Vollunterricht verpflichtet sind,
2. die, falls sie der Pflicht zum Besuch einer solchen Schule nicht unterworfen oder von ihr befreit sind, noch nicht 14 Jahre alt sind.

(2) Jugendliche im Sinne dieses Gesetzes sind alle übrigen noch nicht 18 Jahre alten Personen.

§ 3 Arbeitgeber

Als Arbeitgeber im Sinne dieses Gesetzes gilt, wer ein Kind oder einen Jugendlichen gemäß § 1 Abs. 1 beschäftigt.

§ 4 Begriff der Arbeitszeit

(1) Tägliche Arbeitszeit ist die Zeit vom Beginn bis zum Ende der Arbeit ohne die Ruhepausen (§ 14). Wochenarbeitszeit ist die Arbeitszeit von Montag bis einschließlich Sonntag.

(2) Als Arbeitszeit gilt im Bergbau unter Tage die Schichtzeit. Sie wird gerechnet vom Beginn der Seilfahrt bei der Einfahrt bis zu ihrem Wiederbeginn bei der Ausfahrt oder vom Eintritt des einzelnen Beschäftigten in das Stollenmundloch bis zu seinem Wiederaustritt.

§ 5 Arbeitszeit bei mehreren Beschäftigungen

(1) Wird ein Jugendlicher von mehreren Personen beschäftigt, so dürfen die Beschäftigungen zusammen die zulässige Dauer der Arbeitszeit nicht überschreiten.

(2) Wird ein Jugendlicher mit mehreren Arten von Arbeiten beschäftigt, für die verschiedene Vorschriften gelten, so finden

diejenigen Vorschriften über die Arbeitszeit, die für die überwiegend ausgeübte Beschäftigung gelten, auf die gesamte Beschäftigung Anwendung.

§ 6 Bürgerlich-rechtliche Pflichten

Die Pflichten, die nach diesem Gesetz und den auf Grund dieses Gesetzes erlassenen Vorschriften dem Arbeitgeber obliegen, gelten zugleich als seine Pflichten gegenüber dem Beschäftigten aus dem Arbeitsverhältnis, soweit sie geeignet sind, den Gegenstand einer arbeitsvertraglichen Vereinbarung zu bilden.

ZWEITER ABSCHNITT

Kinderarbeit

§ 7 Verbot der Beschäftigung von Kindern

Die Beschäftigung von Kindern ist verboten.

§ 8 Ausnahmen bei Veranstaltungen

(1) Die Aufsichtsbehörde kann bewilligen, daß Kinder über drei Jahre bei Musikaufführungen, Theatervorstellungen und anderen Aufführungen sowie im Ton- und Fernsehrundfunk und bei Filmaufnahmen mit einer gestaltenden Mitwirkung bis zu drei Stunden täglich beschäftigt werden. Das gilt nicht für Varietés, Kabaretts, Tanzlokale, Zirkusse und ähnliche Betriebe, für Werbeveranstaltungen sowie für Vergnügungsparks, Kirmessen, Jahrmärkte und ähnliche Veranstaltungen; jedoch kann die Aufsichtsbehörde bewilligen, daß Kinder über sechs Jahre in einem Varieté oder einem Zirkus mit artistischen Darbietungen bis zu zwei Stunden täglich gemeinsam mit einem Elternteil beschäftigt werden.

(2) Die Beschäftigung der Kinder nach 22 Uhr ist verboten. Nach Beendigung der Beschäftigung ist ihnen eine ununterbrochene Freizeit von mindestens 14 Stunden zu gewähren.

(3) Die Beschäftigung gemäß Absatz 1 darf nur auf Antrag des Personensorgeberechtigten oder mit seiner schriftlichen Zu-

stimmung und nur dann bewilligt werden, wenn, abgesehen von der Beschäftigung eines Kindes mit artistischen Darbietungen, kulturelle Belange die Mitwirkung von Kindern fordern, wenn ausreichende Vorkehrungen zum Schutze der Gesundheit, zur Vermeidung sittlicher Gefährdung und zur sachkundigen Pflege und Beaufsichtigung der Kinder getroffen sind und wenn das Fortkommen in der Schule nicht beeinträchtigt wird. Die Aufsichtsbehörde regelt, wie lange und zu welcher Zeit das Kind beschäftigt werden darf; sie regelt ferner die Ruhepausen, die Höchstdauer des täglichen Aufenthalts an der Betriebsstätte und die Beschäftigung an Sonn- und gesetzlichen Feiertagen.

(4) Die Bewilligung wird dem Arbeitgeber schriftlich bekanntgegeben. Erst nach Aushändigung des Bewilligungsbescheides darf mit der Beschäftigung des Kindes begonnen werden.

§ 9 Ausnahmen für die Landwirtschaft

(1) Kinder über zwölf Jahre dürfen in der Landwirtschaft (§ 29) mit leichten und für Kinder geeigneten Hilfeleistungen beschäftigt werden. Solche Hilfeleistungen dürfen nicht regelmäßig, sondern nur gelegentlich stattfinden.

(2) Die Kinder dürfen nicht zwischen 18 und 8 Uhr, nicht vor dem Schulunterricht und nicht an Sonn- und gesetzlichen Feiertagen beschäftigt werden.

DRITTER ABSCHNITT

Arbeitszeit der Jugendlichen

Erster Titel

Allgemeine Vorschriften

§ 10 Grenze der Arbeitszeit

(1) Die tägliche Arbeitszeit der Jugendlichen darf acht Stunden, die Wochenarbeitszeit der Jugendlichen unter 16

Jahren 40 Stunden, der Jugendlichen über 16 Jahre 44 Stunden nicht überschreiten.

(2) Die tägliche Arbeitszeit der im Bergbau unter Tage beschäftigten Jugendlichen darf acht Stunden, ihre Arbeitszeit in vier aufeinanderfolgenden Wochen 168 Stunden nicht überschreiten.

(3) Wenn in Verbindung mit Feiertagen an Werktagen nicht gearbeitet wird, damit die Beschäftigten eine längere zusammenhängende Freizeit haben, so darf die ausfallende Arbeitszeit auf die Werktage von fünf zusammenhängenden, die Ausfalltage einschließenden Wochen dergestalt verteilt werden, daß die Wochenarbeitszeit im Durchschnitt dieser fünf Wochen für Jugendliche unter 16 Jahren 40 Stunden, für Jugendliche über 16 Jahre 44 Stunden nicht überschreitet. Die tägliche Arbeitszeit darf hierbei achteinhalb Stunden nicht überschreiten.

(4) Die Arbeitszeit der Jugendlichen darf täglich und wöchentlich die übliche Arbeitszeit der erwachsenen Arbeitnehmer des Betriebs oder der Betriebsabteilung in der der Jugendliche beschäftigt wird, nicht überschreiten. Das gilt nicht, wenn die übliche Wochenarbeitszeit der erwachsenen Arbeitnehmer weniger als 40 Stunden beträgt.

(5) Die Arbeitszeit, die infolge eines gesetzlichen Wochenfeiertags ausfällt, wird auf die Wochenarbeitszeit angerechnet.

§ 11 Bewilligung von Ausnahmen durch die Aufsichtsbehörde

(1) Die Aufsichtsbehörde kann für Jugendliche über 16 Jahre mit Ausnahme der im Bergbau unter Tage beschäftigten eine Überschreitung der nach § 10 zulässigen Arbeitszeit um höchstens eine Stunde täglich und drei Stunden wöchentlich bewilligen,

1. wenn in die Arbeitszeit regelmäßig und in erheblichem Umfang Arbeitsbereitschaft fällt und aus diesem Grunde die Arbeitszeit für die erwachsenen Beschäftigten verlängert worden ist, oder

2. aus dringenden Gründen des Gemeinwohls oder wenn andernfalls ein unverhältnismäßiger, auf andere Weise nicht zu verhütender erheblicher Schaden für den Betrieb eintreten würde.

(2) Die Überschreitung darf in den Fällen des Absatzes 1 Nr. 2 für höchstens 30 Tage im Kalenderjahr bewilligt werden.

§ 12 Mehrarbeitsvergütung

(1) Mit Ausnahme der Fälle des § 11 Abs. 1 Nr. 1 und des § 20 ist den Jugendlichen für Mehrarbeit außer dem regelmäßigen Arbeitsentgelt ein Zuschlag von mindestens 25 vom Hundert zu zahlen. Jugendlichen Lehrlingen und Anlernlingen ist für jede Mehrarbeitsstunde mindestens 1 vom Hundert des monatlichen Entgelts, jedoch nicht weniger als 0,60 Deutsche Mark zu zahlen.

(2) Ist die Mehrarbeit zugleich Sonntagsarbeit, so beträgt der Zuschlag mindestens 75 vom Hundert. Jugendlichen Lehrlingen und Anlernlingen sind für jede derartige Stunde mindestens 2 vom Hundert des monatlichen Entgelts, jedoch nicht weniger als 1,20 Deutsche Mark zu zahlen.

§ 13 Berufsschule

(1) Der Arbeitgeber hat dem Jugendlichen die zur Erfüllung der gesetzlichen Berufsschulpflicht notwendige Zeit zu gewähren. Vor einem vor neun Uhr beginnenden Unterricht darf der Jugendliche nicht beschäftigt werden. An Berufsschultagen, an denen die Unterrichtszeit mindestens sechs Stunden einschließlich der Pausen beträgt, ist er ganz von der Arbeit freizustellen.

(2) Die Unterrichtszeit in der Berufsschule einschließlich der Pausen wird auf die Arbeitszeit angerechnet. Dabei werden Berufsschultage, an denen die Unterrichtszeit mindestens sechs Stunden einschließlich der Pausen beträgt, mit der Arbeitszeit, die der Jugendliche an diesem Tage ohne den Berufsschulbesuch gehabt hätte, angerechnet, mindestens aber mit der Unterrichtszeit.

(3) Ein Entgeltausfall darf durch den Besuch der Berufsschule nicht eintreten.

(4) Die Vorschriften der Absätze 1 bis 3 finden auf Personen, die über 18 Jahre alt und noch berufsschulpflichtig sind, entsprechende Anwendung.

§ 14 Ruhepausen

(1) Den Jugendlichen müssen bei einer Arbeitszeit von mehr als viereinhalb Stunden eine oder mehrere im voraus feststehende Ruhepausen von angemessener Dauer gewährt werden. Die Ruhepausen müssen mindestens betragen

1. bei mehr als viereinhalb bis zu sechs Stunden Arbeitszeit 30 Minuten,
2. bei mehr als sechs Stunden Arbeitszeit 60 Minuten.

Länger als viereinhalb Stunden hintereinander dürfen die Jugendlichen nicht ohne Ruhepause beschäftigt werden. Als Ruhepausen gelten nur Arbeitsunterbrechungen von mindestens 15 Minuten.

(2) Bei den im Bergbau unter Tage beschäftigten Jugendlichen müssen die Pausen mindestens 30 Minuten betragen; sie brauchen nicht im voraus festzustehen.

(3) In Betrieben und Verwaltungen, in denen regelmäßig mehr als zehn Jugendliche innerhalb der Betriebsstätte beschäftigt werden, sind für den Aufenthalt während der Pausen besondere Aufenthaltsräume für Jugendliche bereitzustellen. In anderen Betrieben und Verwaltungen sollen nach Möglichkeit besondere Aufenthaltsräume oder in der warmen Jahreszeit Plätze im Freien bereitgestellt werden. Der Aufenthalt in Arbeitsräumen darf den Jugendlichen nur gestattet werden, wenn die Arbeit in diesen Räumen während der Pausen völlig eingestellt ist und auch sonst die notwendige Erholung nicht beeinträchtigt wird. Die Vorschriften der Sätze 1 bis 3 gelten nicht für den Bergbau unter Tage.

(4) Die Aufsichtsbehörde kann, soweit es mit der Schutzbedürftigkeit der Jugendlichen vereinbar ist, aus wichtigen Grün-

den Ausnahmen von den Vorschriften der Absätze 1 bis 3 bewilligen. Sie kann für einen Betrieb oder eine Betriebsabteilung oder für bestimmte Arbeiten, falls die Schwere der Arbeit oder der sonstige Einfluß der Beschäftigung auf die Gesundheit der Jugendlichen es erwünscht erscheinen läßt, über die Vorschriften der Absätze 1 und 2 hinausgehende Pausen anordnen.

§ 15 Tägliche Freizeit

Nach Beendigung der täglichen Arbeit ist den Jugendlichen eine ununterbrochene Freizeit von mindestens zwölf Stunden zu gewähren.

§ 16 Nachtruhe

(1) Jugendliche dürfen nicht in der Nachtzeit von 20 bis 6 Uhr beschäftigt werden.

(2) In Gast- und Schankwirtschaften und im übrigen Beherbergungswesen dürfen Jugendliche über 16 Jahre bis 22 Uhr beschäftigt werden.

(3) In den unter das Gesetz über die Arbeitszeit in Bäckereien und Konditoreien vom 29. Juni 1936 (Reichsgesetzbl. I S. 521) fallenden Betrieben dürfen männliche Jugendliche über 16 Jahre, wenn es ihre Berufsausbildung erfordert, in der Nachtzeit beschäftigt werden, soweit nach dem Gesetz vom 29. Juni 1936 die Herstellung von Bäcker- und Konditorwaren während der Nachtzeit erlaubt ist.

(4) In mehrschichtigen Betrieben dürfen Jugendliche über 16 Jahre in regelmäßigem ein- oder zweiwöchentlichem Wechsel bis 23 Uhr beschäftigt werden.

(5) Die Aufsichtsbehörde kann bewilligen, daß Jugendliche bei Musikaufführungen, Theatervorstellungen und anderen Aufführungen sowie bei Direktsendungen im Ton- und Fernsehrundfunk und bei Filmaufnahmen mit einer gestaltenden Mitwirkung bis 23 Uhr beschäftigt werden. Dies gilt, mit Ausnahme von Jugendlichen, die mit artistischen Darbietungen gemeinsam mit einem Elternteil beschäftigt werden, nicht für

Varieté-, Kabarett- und Revueveranstaltungen, bei denen Jugendlichen gemäß § 5 des Gesetzes zum Schutze der Jugend in der Öffentlichkeit in der Fassung des Gesetzes vom 27. Juli 1957 (Bundesgesetzbl. I S. 1058) die Anwesenheit nicht gestattet werden darf, sowie für Veranstaltungen im Sinne der zu § 8 des Gesetzes zum Schutze der Jugend in der Öffentlichkeit erlassenen Rechtsverordnungen. Die Beschäftigung darf nur bewilligt werden, wenn ausreichende Vorkehrungen zum Schutze der Gesundheit und zur Vermeidung sittlicher Gefährdung getroffen sind. Nach Beendigung der Beschäftigung ist den Jugendlichen eine ununterbrochene Freizeit von mindestens 14 Stunden zu gewähren.

(6) Die Aufsichtsbehörde kann bewilligen, daß Jugendliche in Betrieben, in denen die Beschäftigten in außergewöhnlichem Grade der Einwirkung von Hitze ausgesetzt sind, in der warmen Jahreszeit bereits ab 5 Uhr beschäftigt werden.

§ 17 Frühschluß vor Sonntagen

(1) An Samstagen und am 24. und 31. Dezember dürfen Jugendliche unter 16 Jahren nicht nach 14 Uhr beschäftigt werden. Dasselbe gilt für Jugendliche über 16 Jahre in einschichtigen Betrieben.

(2) Die Vorschriften des Absatzes 1 finden, soweit am Beschäftigungsort eine Beschäftigung Jugendlicher am Samstagnachmittag in den betreffenden Wirtschaftszweigen üblich ist, keine Anwendung auf das Verkehrswesen, auf Ausbesserungswerkstätten für Kraftfahrzeuge, auf Gast- und Schankwirtschaften und das übrige Beherbergungswesen, auf Konditoreien, auf das Friseurhandwerk, auf Krankenpflegeanstalten. auf Musikaufführungen, Theatervorstellungen und andere Aufführungen, auf den Ton- und Fernsehrundfunk und auf Filmaufnahmen, auf offene Verkaufsstellen, auf den Marktverkehr und auf Handreichungen beim Sport, sie finden ferner keine Anwendung auf den Bergbau, soweit die Jugendlichen bei der Förderung einschließlich der mechanischen Aufbereitung beschäftigt werden.

(3) Mindestens zwei Samstagnachmittage in jedem Monat müssen beschäftigungsfrei bleiben.

(4) Jugendliche, die auf Grund des Absatzes 2 beschäftigt werden, sind an einem anderen Tage derselben oder der folgenden Woche ab 14 Uhr von der Arbeit freizustellen.

§ 18 Sonntagsruhe

(1) An Sonn- und gesetzlichen Feiertagen dürfen Jugendliche nicht beschäftigt werden.

(2) Zulässig ist die Beschäftigung Jugendlicher in Gast- und Schankwirtschaften und im übrigen Beherbergungswesen, in Krankenpflegeanstalten sowie im Marktverkehr. Zulässig ist außerdem die Beschäftigung Jugendlicher bei Musikaufführungen, Theatervorstellungen und anderen Aufführungen sowie bei Direktsendungen im Ton- und Fernsehrundfunk, soweit die Jugendlichen gestaltend mitwirken, dies gilt mit Ausnahme von Jugendlichen, die mit artistischen Darbietungen gemeinsam mit einem Elternteil beschäftigt werden, nicht für Varieté-, Kabarett- und Revueveranstaltungen, bei denen Jugendlichen gemäß § 5 des Gesetzes zum Schutze der Jugend in der Öffentlichkeit in der Fassung des Gesetzes vom 27. Juli 1957 (Bundesgesetzbl. I S. 1058) die Anwesenheit nicht gestattet werden darf, sowie für Veranstaltungen im Sinne der zu § 8 des Gesetzes zum Schutze der Jugend in der Öffentlichkeit erlassenen Rechtsverordnungen. Mindestens jeder zweite Sonntag muß beschäftigungsfrei bleiben. Ferner dürfen Jugendliche in Verkaufsstellen an den Verkaufssonntagen vor Weihnachten gemäß § 13 des Gesetzes über den Ladenschluß vom 28. November 1956 (Bundesgesetzbl. I S. 875) in der Fassung des Gesetzes vom 17. Juli 1957 (Bundesgesetzbl. I S. 722) während der Zeiten beschäftigt werden, in denen die Beschäftigung Erwachsener gestattet ist.

(3) Aus dringenden Gründen des Gemeinwohls oder wenn andernfalls ein unverhältnismäßiger, auf andere Weise nicht zu verhütender Schaden für den Betrieb eintreten würde, kann die Aufsichtsbehörde für insgesamt sechs Sonn- oder Feiertage im

Kalenderjahr, jedoch für höchstens zwei Sonntage hintereinander, eine Beschäftigung Jugendlicher über 16 Jahre bewilligen.

(4) Jugendliche, die auf Grund der Absätze 2 und 3 an Sonn- und Feiertagen beschäftigt werden, sind, wenn die Beschäftigung bis zu vier Stunden dauert, an einem der vorangehenden oder der folgenden sechs Werktage ab 14 Uhr, wenn sie länger als vier Stunden dauert, an einem ganzen der vorangehenden oder der folgenden sechs Werktage von der Arbeit freizustellen. Steht einem Jugendlichen sowohl nach Satz 1 als auch nach § 17 Abs. 4 ein freier Nachmittag zu, so ist statt dessen ein ganzer Werktag freizugeben. Im übrigen darf die Freizeit nach Satz 1 nicht an dem Tage des Frühschlusses gemäß § 17 gewährt werden.

(5) Für Sonn- und Feiertagsarbeit ist den Jugendlichen ein Zuschlag von mindestens 50 vom Hundert zum regelmäßigen Arbeitsentgelt zu zahlen. Für jugendliche Lehrlinge und Anlernlinge beträgt der Zuschlag für jede Stunde mindestens eins vom Hundert des monatlichen Entgelts, jedoch nicht weniger als 0,60 Deutsche Mark. Durch Tarifvertrag können die Zuschläge und Mindestentgelte abgedungen oder anderweitig festgesetzt werden. Für die Bezahlung von Sonntagsarbeit, die zugleich Mehrarbeit ist, bewendet es bei den Vorschriften des § 12 Abs. 2.

§ 19 Urlaub

(1) Der Arbeitgeber hat dem Jugendlichen für jedes Urlaubsjahr Urlaub unter Fortzahlung des Entgelts, das der Jugendliche ohne den Urlaub erhalten hätte, zu gewähren, erstmals nach einer ununterbrochenen Beschäftigung von mehr als drei Monaten. Das auf die Urlaubszeit entfallende Entgelt (Urlaubsentgelt) ist vor Antritt des Urlaubs auszuzahlen. An Stelle von Sachbezügen ist für die Dauer des Urlaubs eine angemessene Barentschädigung zu gewähren.

(2) Der Urlaub beträgt mindestens 24 Werktage, für den im Bergbau unter Tage beschäftigten Jugendlichen 28 Werktage.

Wird der Jugendliche innerhalb des Urlaubsjahres weniger als sechs Monate beschäftigt, so ist für jeden vollen Beschäftigungsmonat ein Zwölftel dieser Zeit zu gewähren. Das gilt auch, wenn der Jugendliche nach einer Beschäftigungsdauer von sechs und mehr Monaten durch eigenes Verschulden aus einem Grund entlassen wird, der eine fristlose Kündigung rechtfertigt, oder wenn er das Beschäftigungsverhältnis unberechtigt vorzeitig löst. Hat der Jugendliche in den Fällen der Sätze 2 und 3 bereits einen darüber hinausgehenden Urlaub erhalten, so kann das Urlaubsentgelt nicht zurückgefordert werden.

(3) Urlaub nach diesem Gesetz ist Beschäftigten zu gewähren, die zu Beginn des Kalenderjahres noch nicht 18 Jahre alt sind.

(4) Der Urlaub soll zusammenhängend, bei Berufsschülern in der Zeit der Berufsschulferien, gegeben werden. Soweit er nicht in den Berufsschulferien gegeben wird, ist für jeden Berufsschultag von mindestens sechs Stunden (§ 13 Abs. 1 Satz 3) ein weiterer Urlaubstag zu gewähren. Der Urlaub ist spätestens bis zum Ablauf von drei Monaten nach Schluß des Urlaubsjahres zu gewähren.

(5) Während des Urlaubs darf der Jugendliche keine dem Urlaubszweck widersprechende Erwerbsarbeit leisten.

(6) Kann der Urlaub wegen Beendigung der Beschäftigung ganz oder zum Teil nicht mehr gewährt werden, so ist er abzugelten. Das gilt nicht, wenn der Jugendliche durch eigenes Verschulden aus einem Grund entlassen worden ist, der eine fristlose Kündigung rechtfertigt, oder wenn er das Beschäftigungsverhältnis unberechtigt vorzeitig gelöst hat.

(7) Urlaub braucht nicht gewährt zu werden, soweit er zusammen mit einem für das Urlaubsjahr bereits gewährten Urlaub 24 Werktage, im Bergbau unter Tage 28 Werktage übersteigen würde oder soweit der Jugendliche für dasselbe Urlaubsjahr bereits eine Urlaubsabgeltung nach Absatz 6 erhalten hat.

(8) Urlaubsjahr im Sinne der vorstehenden Vorschriften ist das Kalenderjahr. Durch Tarifvertrag kann das Urlaubsjahr anders festgelegt werden.

§ 20 Ausnahmen in Notfällen

(1) §§ 10 und 14 bis 18 finden keine Anwendung auf die Beschäftigung Jugendlicher mit vorübergehenden und unaufschiebbaren Arbeiten in Notfällen, soweit erwachsene Beschäftigte nicht zur Verfügung stehen. Der Arbeitgeber hat die Vornahme solcher Arbeiten der Aufsichtsbehörde unverzüglich anzuzeigen.

(2) Wird in den Fällen des Absatzes 1 Mehrarbeit geleistet, so ist sie durch entsprechende Verkürzung der Arbeitszeit innerhalb der folgenden drei Wochen auszugleichen, es sei denn, daß betriebliche Gründe dem Ausgleich entgegenstehen. Wird die Mehrarbeit nicht innerhalb der genannten Frist ausgeglichen, so ist sie nach den Vorschriften des § 12 zu vergüten.

§ 21 Geltungsbereich der §§ 10 bis 20

Die Vorschriften der §§ 10 bis 20 finden auf die Beschäftigung von Jugendlichen in der Heimarbeit, im Familienhaushalt, in der Landwirtschaft und in der Binnenschiffahrt nur Anwendung, soweit dies in den Titeln zwei bis fünf ausdrücklich bestimmt ist.

Zweiter Titel

Vorschriften für die Heimarbeit

§ 22 Jugendliche Heimarbeiter

Für den Urlaub der Jugendlichen, die Heimarbeiter im Sinne des § 2 Abs. 1 des Heimarbeitsgesetzes vom 14. März 1951 (Bundesgesetzbl. I S. 191) sind, gilt folgendes:

1. Der Auftraggeber hat dem Jugendlichen für jedes Kalenderjahr bezahlten Urlaub zu gewähren.

2. Als Urlaubsentgelt erhalten Jugendliche 8 vom Hundert des in der Zeit vom 1. Mai des vergangenen bis zum 30. April des laufenden Jahres (Berechnungszeitraum) verdienten reinen Arbeitsentgelts. Durch Tarifvertrag kann ein anderer Berechnungszeitraum festgesetzt werden. Unter reinem Arbeitsentgelt ist das Arbeitsentgelt vor Abzug der Steuern und Sozialversicherungsbeiträge, jedoch ausschließlich der Unkostenzuschläge zu verstehen; im Zweifel sind die Eintragungen in dem Entgeltbeleg maßgebend.
3. Der Urlaub beträgt 24 Werktage jährlich. Urlaub braucht nicht gewährt zu werden, wenn der Jugendliche im Berechnungszeitraum nicht vom Auftraggeber beschäftigt wurde. War der Jugendliche im Berechnungszeitraum nicht dauernd oder nicht gleichmäßig beschäftigt, so brauchen nur so viele Urlaubstage gewährt zu werden, wie durchschnittliche Tagesverdienste, die er in der Regel erzielt hat, in dem Urlaubsentgelt nach Nummer 2 enthalten sind.
4. Scheidet der Jugendliche aus dem Beschäftigungsverhältnis aus, so sind ihm, und zwar, falls er nach dem 30. April ausscheidet, zusätzlich zu dem nach Nummer 3 berechneten Urlaub so viele Urlaubstage zu gewähren, wie durchschnittliche Tagesverdienste, die er in der Regel erzielt hat, in 8 vom Hundert des nach dem 30. April bis zum Ausscheiden verdienten reinen Arbeitsentgelts enthalten sind. In diesem Falle beträgt das Urlaubsentgelt 8 vom Hundert des nach dem 30. April bis zum Ausscheiden verdienten reinen Arbeitsentgelts.
5. Während des Urlaubs darf Arbeit an den Jugendlichen nicht ausgegeben werden.
6. Das Urlaubsentgelt gilt als Entgelt im Sinne des § 21 Abs. 2, §§ 23 bis 25, 27 und 28 des Heimarbeitsgesetzes über Mithaftung des Auftragebers, Entgeltschutz und Auskunftspflicht über Entgelte; hierbei finden die §§ 24 und 25 des Heimarbeitsgesetzes Anwendung, wenn ein Urlaubsentgelt gezahlt wird, das niedriger ist als das in diesem Absatz festgelegte.

7. Im übrigen findet § 19 Abs. 1 Satz 2, Abs. 3, 4 Satz 1 und Abs. 5 Anwendung.

Dritter Titel

Vorschriften für den Familienhaushalt

§ 23 Geltungsbereich

Die Vorschriften dieses Titels gelten für die Arbeitszeit der Jugendlichen bei Beschäftigung im Familienhaushalt mit hauswirtschaftlichen Arbeiten. Bei Beschäftigung in Familienhaushalten, die mit einem landwirtschaftlichen Betrieb des Arbeitgebers verbunden sind, gelten jedoch, wenn regelmäßig auch Dienste für den landwirtschaftlichen Betrieb geleistet werden, die Vorschriften des vierten Titels.

§ 24 Grenze der Arbeitszeit

Die tägliche Arbeitszeit der Jugendlichen darf achteinhalb Stunden, ihre Wochenarbeitszeit 48 Stunden nicht überschreiten.

§ 25 Ruhepausen

Den Jugendlichen müssen bei einer Arbeitszeit von mehr als viereinhalb Stunden eine oder mehrere Ruhepausen von angemessener Dauer gewährt werden. § 14 Abs. 1 Sätze 2 bis 4 findet Anwendung.

§ 26 Freier Nachmittag

Jugendliche sind in jeder Woche an einem im voraus feststehenden Werktage ab 15 Uhr von der Arbeit freizustellen. Die Freizeit soll nach Möglichkeit am Samstag gegeben werden.

§ 27 Sonntagsruhe

(1) Jugendliche, die nicht in die häusliche Gemeinschaft des Arbeitgebers aufgenommen sind, dürfen an Sonn- und gesetzlichen Feiertagen nicht beschäftigt werden.

(2) Jugendliche, die in die häusliche Gemeinschaft aufgenommen sind, dürfen an Sonn- und gesetzlichen Feiertagen nur mit laufenden Arbeiten bis zu drei Stunden, längstens bis 14 Uhr, beschäftigt werden. Jeder zweite dieser Tage muß beschäftigungsfrei bleiben. Die Verlegung eines hiernach beschäftigungsfreien Tages auf den vorhergehenden oder folgenden Sonn- oder Feiertag kann vereinbart werden.

§ 28 Weitere Vorschriften

Im übrigen finden auf die Arbeitszeit der Jugendlichen §§ 13, 15, 16 Abs. 1 und § 19 Anwendung. § 20 Abs. 1 Satz 1 und Abs. 2 gilt entsprechend.

Vierter Titel

Vorschriften für die Landwirtschaft

§ 29 Geltungsbereich

Die Vorschriften dieses Titels gelten für die Arbeitszeit der Jugendlichen bei Beschäftigung

1. in der Landwirtschaft einschließlich der gemischten land- und forstwirtschaftlichen Betriebe,
2. in Familienhaushalten, die mit einem landwirtschaftlichen Betrieb des Arbeitgebers verbunden sind, wenn regelmäßig auch Dienste für den landwirtschaftlichen Betrieb geleistet werden,
3. in der Fischerei in Binnengewässern,
4. in Nebenbetrieben der unter Nummern 1 und 3 genannten Wirtschaftszweige, falls sie ausschließlich für den Bedarf des Hauptbetriebes arbeiten.

§ 30 Grenze der Arbeitszeit

Die Arbeitszeit der Jugendlichen darf vom 15. November bis 14. April acht Stunden täglich und 84 Stunden in zwei aufeinanderfolgenden Wochen, in der übrigen Zeit des Jahres neun Stunden täglich und 96 Stunden in zwei aufeinanderfolgenden Wochen nicht überschreiten.

§ 31 Nachtruhe

(1) Nach Beendigung der täglichen Arbeit ist den Jugendlichen eine ununterbrochene Freizeit von mindestens elf Stunden zu gewähren.

(2) Die Freizeit muß die Zeit von 21 bis 6 Uhr einschließen. Sie kann bei jugendlichen Melkern statt dessen die Zeit von 20 bis 5 Uhr einschließen.

§ 32 Frühschluß vor Sonntagen

An Samstagen und am 24. und 31. Dezember dürfen Jugendliche nicht nach 16 Uhr beschäftigt werden. Zwischen 14 und 16 Uhr ist nur die Beschäftigung mit Arbeiten, die auch in dieser Zeit naturnotwendig vorgenommen werden müssen, gestattet.

§ 33 Sonntagsruhe

An Sonn- und gesetzlichen Feiertagen dürfen Jugendliche nur mit Arbeiten, die auch an Sonn- und Feiertagen naturnotwendig vorgenommen werden müssen, bis zu drei Stunden beschäftigt werden. Jeder zweite dieser Tage muß beschäftigungsfrei bleiben.

§ 34 Weitere Vorschriften

Im übrigen finden auf die Arbeitszeit der Jugendlichen §§ 13, 14 Abs. 1 und 4 Satz 1 und § 19 Anwendung. §§ 11, 12, 18 Abs. 5 und § 20 Abs. 1 Satz 1 und Abs. 2 gelten entsprechend.

Fünfter Titel

Vorschriften für die Binnenschiffahrt

§ 35 Arbeitszeit

(1) Auf die Arbeitszeit der Jugendlichen bei Beschäftigung in der Binnenschiffahrt innerhalb der Schiffsmannschaft (§ 21 des Gesetzes betreffend die privatrechtlichen Verhältnisse der Binnenschiffahrt vom 10. Mai 1898 — Reichsgesetzbl. S. 369 — in

der Fassung des Gesetzes vom 29. Juli 1936 — Reichsgesetzbl. I S. 581) sowie in der Flößerei innerhalb der Floßmannschaft (§ 17 des Gesetzes betreffend die privatrechtlichen Verhältnisse der Flößerei vom 15. Juni 1895 — Reichsgesetzbl. S. 341) finden § 10 Abs. 1, 3 bis 5, §§ 12, 13, 14 Abs. 1 und 4 Satz 1, §§ 15, 16 Abs. 1, § 17 Abs. 1, § 18 Abs. 1 und 5, §§ 19 und 20 Anwendung.

(2) Dem Jugendlichen ist Gelegenheit zu geben, die Berufsschulpflicht durch Besuch einer anerkannten Schifferberufsschule zu erfüllen. Für die Zeit des Schulbesuchs ist dem Jugendlichen Freizeit unter Fortzahlung des Entgelts zu gewähren. War der Jugendliche nach Vollendung des 14. Lebensjahres von mehreren Arbeitgebern in der Binnenschiffahrt oder Flößerei beschäftigt, so hat der letzte Arbeitgeber das Entgelt zu zahlen. Dieser hat gegen die früheren Arbeitgeber einen Anspruch auf Erstattung des fortgezahlten Entgelts in einer Höhe, die der jeweiligen Dauer der Beschäftigung entspricht.

§ 36 Ausnahmen während der Fahrt

Während der Fahrt gilt folgendes:

1. Die nach § 10 Abs. 1 zulässige Arbeitszeit darf um eine halbe Stunde täglich und drei Stunden wöchentlich überschritten werden.
2. Die Ruhepausen brauchen nicht im voraus festzustehen.
3. Die tägliche Freizeit nach § 15 darf auf zehn Stunden verkürzt werden.
4. Im Tidegebiet dürfen Jugendliche über 16 Jahre auch in der Nacht beschäftigt werden.
5. Der Frühschluß (§ 17 Abs. 1) braucht lediglich an den Tagen vor dem Oster-, Pfingst-, Weihnachts- und Neujahrsfest gewährt zu werden. Der Jugendliche ist an diesen Tagen so rechtzeitig, daß er seinen Wohnort noch am selben Tage erreichen kann, spätestens aber um 14 Uhr, von der Arbeit freizustellen.

6. Jugendliche dürfen an 13 Sonn- und gesetzlichen Feiertagen im Kalenderjahr beschäftigt werden. Für jeden Sonn- oder Feiertag, an dem sie beschäftigt worden sind, ist ihnen ein freier ganzer Werktag zu gewähren. Die hiernach im Kalendervierteljahr zustehenden freien Werktage sollen nach Möglichkeit zusammenhängend gegeben werden. Geschieht dies, so genügt es, wenn die wöchentliche Arbeitszeit im Durchschnitt dieses Vierteljahres die zulässige Dauer nicht überschreitet.

VIERTER ABSCHNITT

Beschäftigungsverbote und -beschränkungen

§ 37 Gefährliche Arbeiten

(1) Die Beschäftigung eines Jugendlichen mit Arbeiten, die seine körperlichen Kräfte übersteigen oder bei denen er sittlichen Gefahren ausgesetzt ist, ist verboten.

(2) Der Bundesminister für Arbeit und Sozialordnung wird ermächtigt, zum Schutze von Leben, Gesundheit und Arbeitskraft sowie zur Vermeidung sittlicher Gefährdung oder einer Beeinträchtigung der körperlichen oder geistigen Entwicklung der Jugendlichen durch Rechtsverordnung mit Zustimmung des Bundesrates die Beschäftigung Jugendlicher in bestimmten Arten von Betrieben oder mit bestimmten Arbeiten, die mit Gefahren für Leben, Gesundheit oder Sittlichkeit verbunden sind, zu verbieten oder zu beschränken. Werden besondere Regelungen für Betriebe des Bundes getroffen, so bedarf es hierzu des Einvernehmens mit dem beteiligten Bundesminister, werden besondere Regelungen für bergbauliche Betriebe getroffen, des Einvernehmens mit dem Bundesminister für Wirtschaft. Das Verbot oder die Beschränkung kann auf Personen, die über 18, aber noch nicht 21 Jahre alt sind, ausgedehnt werden, wenn es zu deren Schutz erforderlich erscheint.

(3) Unabhängig von den auf Grund des Absatzes 2 erlassenen Vorschriften kann die Aufsichtsbehörde die Beschäftigung

aller Jugendlichen eines Betriebes oder einer Betriebsabteilung oder einzelner Jugendlicher mit bestimmten Arbeiten verbieten oder beschränken, wenn diese Arbeiten mit Gefahren für Leben, Gesundheit oder Sittlichkeit verbunden sind oder eine Beeinträchtigung der körperlichen oder geistigen Entwicklung befürchten lassen.

§ 38 Akkord- und Fließarbeit

(1) Die Beschäftigung von Kindern und Jugendlichen mit

1. Akkordarbeit und sonstigen Arbeiten, bei denen durch ein gesteigertes Arbeitstempo ein höheres Entgelt erzielt werden kann,
2. Fließarbeit mit vorgeschriebenem Arbeitstempo

ist verboten.

(2) Die Aufsichtsbehörde kann für Jugendliche über 16 Jahre Ausnahmen von der Vorschrift des Absatzes 1 bewilligen, wenn die Art der Arbeit und das Arbeitstempo eine Beeinträchtigung der Gesundheit oder der körperlichen oder geistigen Entwicklung der Jugendlichen nicht befürchten lassen.

§ 39 Verbot der Beschäftigung durch bestimmte Personen

(1) Personen, die die bürgerlichen Ehrenrechte nicht besitzen, dürfen Kinder und Jugendliche nicht beschäftigen sowie im Rahmen eines Beschäftigungsverhältnisses im Sinne des § 1 nicht beaufsichtigen, nicht anweisen und nicht zur Beaufsichtigung und Anweisung von Kindern und Jugendlichen verwendet werden. Dasselbe gilt

1. für Personen, die wegen einer Straftat nach § 109 h — im Land Berlin nach § 141 in der Fassung des Zweiten Strafrechtsänderungsgesetzes vom 6. März 1953 (Bundesgesetzbl. I S. 42) —, §§ 170 d, 174 bis 178, 180 bis 184 a, 223 b des Strafgesetzbuchs oder nach § 66 Abs. 2 dieses Gesetzes verurteilt worden sind, für die Dauer von fünf Jahren seit dem Tage der Entscheidung,
2. für Personen, die wegen einer Straftat nach § 21 des Gesetzes über die Verbreitung jugendgefährdender Schriften

vom 9. Juni 1953 (Bundesgesetzbl. I S. 377) oder nach § 13 des Gesetzes zum Schutze der Jugend in der Öffentlichkeit in der Fassung des Gesetzes vom 27. Juli 1957 (Bundesgesetzbl. I S. 1058) wenigstens zweimal verurteilt worden sind, falls der Tag der zweiten Verurteilung nicht mehr als fünf Jahre zurückliegt.

(2) Die nach Landesrecht zuständige Behörde kann denjenigen Personen, die die Pflichten, die ihnen kraft Gesetzes zugunsten der von ihnen beschäftigten, beaufsichtigten oder angewiesenen Kinder und Jugendlichen obliegen, wiederholt oder gröblich verletzt haben oder gegen die Tatsachen vorliegen, die sie in sittlicher Beziehung zur Beschäftigung, Beaufsichtigung oder Anweisung von Kindern und Jugendlichen ungeeignet erscheinen lassen, auf Zeit oder auf die Dauer verbieten, Kinder und Jugendliche zu beschäftigen und sie im Rahmen eines Beschäftigungsverhältnisses im Sinne des § 1 zu beaufsichtigen und anzuweisen.

FÜNFTER ABSCHNITT

Sonstige Pflichten des Arbeitgebers

§ 40 Sorge für Erhaltung von Gesundheit und Arbeitskraft

(1) Wer ein Kind oder einen Jugendlichen beschäftigt, hat bei der Einrichtung und der Unterhaltung der Arbeitsstätte einschließlich der Maschinen, Werkzeuge und Geräte und bei der Regelung der Beschäftigung die erforderlichen Vorkehrungen und Maßnahmen zum Schutze von Leben, Gesundheit und Sittlichkeit der Kinder und Jugendlichen zu treffen.

(2) Der Bundesminister für Arbeit und Sozialordnung wird ermächtigt, zum Schutze von Leben, Gesundheit und Sittlichkeit der Kinder und Jugendlichen durch Rechtsverordnung mit Zustimmung des Bundesrates Vorschriften darüber zu erlassen, welche Vorkehrungen und Maßnahmen in bestimmten Arten von Arbeitsstätten oder bei bestimmten Arbeiten zur Durchführung des Absatzes 1 zu treffen sind; in diese Rechts-

verordnungen können auch Vorschriften über das Verhalten der Kinder und Jugendlichen an der Arbeitsstätte zum Schutze von Leben, Gesundheit und Sittlichkeit aufgenommen werden. Werden besondere Regelungen für Betriebe des Bundes getroffen, so bedarf es hierzu des Einvernehmens mit dem beteiligten Bundesminister, werden besondere Regelungen für bergbauliche Betriebe getroffen, des Einvernehmens mit dem Bundesminister für Wirtschaft.

(3) Unabhängig von den auf Grund des Absatzes 2 erlassenne Vorschriften kann die Aufsichtsbehörde in Einzelfällen anordnen, welche Vorkehrungen und Maßnahmen zur Durchführung des Absatzes 1 zu treffen sind. Soweit die angeordneten Vorkehrungen und Maßnahmen nicht die Beseitigung einer dringenden, das Leben und die Gesundheit bedrohenden Gefahr bezwecken, muß für die Ausführung eine angemessene Frist gelassen werden.

§ 41 Belehrung über Gefahren

(1) Wer Kinder oder Jugendliche beschäftigt, hat diese vor Beginn der Beschäftigung über die Unfall- und Gesundheitsgefahren, denen sie bei der Beschäftigung ausgesetzt sind, sowie über die Einrichtungen und Maßnahmen zur Abwendung dieser Gefahren zu belehren. Er hat die Kinder und Jugendlichen vor der erstmaligen Beschäftigung an Maschinen oder gefährlichen Arbeitsstellen oder mit Arbeiten, bei denen sie mit gesundheitsgefährdenden Stoffen in Berührung kommen, über die besonderen Gefahren dieser Arbeiten sowie über das bei ihrer Verrichtung erforderliche Verhalten zu belehren.

(2) Die Belehrungen sind in angemessenen Zeitabständen zu wiederholen.

§ 42 Häusliche Gemeinschaft

(1) Sind Kinder oder Jugendliche in die häusliche Gemeinschaft des Arbeitgebers aufgenommen, so muß er ihnen angemessene, in sittlicher und gesundheitlicher Beziehung einwandfreie Unterkunft, ausreichende, gesunde Kost und bei Erkran-

kung, soweit nicht ein Sozialversicherungsträger leistet, bis zur Dauer von sechs Wochen, jedoch nicht über die Beendigung der Beschäftigung hinaus, die erforderliche Pflege und ärztliche Behandlung zuteil werden lassen.

(2) Die Aufsichtsbehörde kann zur Durchführung des Absatzes 1 im Einzelfall anordnen, welchen Anforderungen Unterkunft, Kost und Pflege bei Erkrankung genügen müssen.

§ 43 Züchtigungsverbot

(1) Wer Kinder oder Jugendliche beschäftigt oder im Rahmen eines Beschäftigungsverhältnisses im Sinne des § 1 beaufsichtigt oder anweist, darf sie nicht körperlich züchtigen.

(2) Wer Kinder oder Jugendliche beschäftigt, muß sie vor körperlichen Züchtigungen und Mißhandlungen und vor sittlicher Gefährdung durch andere Beschäftigte und durch Mitglieder seines Haushalts an der Arbeitsstätte und in seinem Hause schützen.

§ 44 Verbot der Abgabe von Alkohol und Tabak

Kindern und Jugendlichen unter 16 Jahren dürfen keine alkoholischen Getränke und Tabakwaren, Jugendlichen über 16 Jahre kein Branntwein und keine überwiegend branntweinhaltigen Genußmittel gegeben werden.

SECHSTER ABSCHNITT

Gesundheitliche Betreuung

§ 45 Ärztliche Untersuchungen

(1) Mit der Beschäftigung eines Jugendlichen darf nur begonnen werden, wenn

1. er innerhalb der letzten zwölf Monate von einem Arzt untersucht worden ist und
2. eine von diesem Arzt ausgestellte Bescheinigung demjenigen, der den Jugendlichen beschäftigen will, vorliegt.

(2) Vor Ablauf des ersten Beschäftigungsjahres hat sich der Arbeitgeber die Bescheinigung eines Arztes darüber vorlegen zu lassen, daß der Jugendliche nachuntersucht worden ist.

(3) Ergibt eine ärztliche Untersuchung, daß ein Jugendlicher hinter dem seinem Alter entsprechenden Entwicklungsstand zurückgeblieben ist, oder werden sonst gesundheitliche Schwächen oder Schäden festgestellt oder lassen sich bei der Untersuchung die Auswirkungen der Berufsarbeit auf die Gesundheit oder Entwicklung des Jugendlichen noch nicht übersehen, so soll der Arzt eine Nachuntersuchung anordnen.

(4) Die Vorschriften des Absatzes 1 gelten nicht für eine nur geringfügige oder eine nicht länger als zwei Monate dauernde Beschäftigung mit leichten Arbeiten, von denen keine gesundheitlichen Nachteile für den Jugendlichen zu befürchten sind.

§ 46 Durchführung der Untersuchungen; Bescheinigungen und Mitteilungen

(1) Die ärztlichen Untersuchungen haben sich auf den Gesundheits- und Entwicklungsstand und die körperliche Beschaffenheit, die Nachuntersuchungen außerdem auf die Auswirkungen der Arbeit auf Gesundheit und Entwicklung des Jugendlichen zu erstrecken.

(2) Den Untersuchungsbefund hat der Arzt schriftlich festzuhalten. Falls er eine Nachuntersuchung angeordnet hat (§ 45 Abs. 3) oder falls er die Gesundheit des Jugendlichen durch die Ausübung bestimmter Arbeiten für gefährdet hält, hat er dies gleichzeitig zu vermerken.

(3) Der Arzt hat den Eltern oder dem Vormund des Jugendlichen das wesentliche Ergebnis der Untersuchung schriftlich mitzuteilen; in der Mitteilung hat er die Anordnung einer etwaigen Nachuntersuchung (§ 45 Abs. 3) und die Arbeiten, durch deren Ausübung er die Gesundheit des Jugendlichen für gefährdet hält, zu vermerken. Er hat außerdem eine für den Arbeitgeber bestimmte Bescheinigung darüber auszustellen, daß die Untersuchung stattgefunden hat, und darin die Arbeiten

zu vermerken, durch deren Ausübung er die Gesundheit des Jugendlichen für gefährdet hält.

§ 47 Aufbewahrung der Bescheinigungen

(1) Der Arbeitgeber hat die Bescheinigung aufzubewahren und der Aufsichtsbehörde sowie der Berufsgenossenschaft auf Verlangen zur Einsicht vorzulegen oder einzusenden. Wechselt der Jugendliche während des Laufes der Nachuntersuchungsfrist (§ 45 Abs. 1 bis 3) den Arbeitgeber, so ist die Bescheinigung dem neuen Arbeitgeber auf dessen Verlangen und Kosten unverzüglich auszuhändigen.

(2) Enthält die Bescheinigung des Arztes einen Vermerk über Arbeiten, durch deren Ausübung er die Gesundheit des Jugendlichen für gefährdet hält (§ 46 Abs. 3), so darf der Jugendliche mit solchen Arbeiten nicht beschäftigt werden, es sei denn, daß die Aufsichtsbehörde die Beschäftigung, gegebenenfalls unter bestimmten Auflagen, im Einvernehmen mit einem Arzt zuläßt.

§ 48 Eingreifen der Aufsichtsbehörde

Die Aufsichtsbehörde hat, wenn die dem Jugendlichen übertragenen Arbeiten Gefahren für seine Gesundheit befürchten lassen, dies dem Personensorgeberechtigten und dem Arbeitgeber mitzuteilen und die ärztliche Untersuchung zu fordern.

§ 49 Freizeit für Untersuchungen

Der Arbeitgeber hat dem Jugendlichen die für die ärztlichen Untersuchungen nach diesem Abschnitt erforderliche Freizeit zu gewähren. Ein Entgeltausfall darf hierdurch nicht eintreten.

§ 50 Kosten der Untersuchungen

Die Kosten der Untersuchungen trägt das Land.

§ 51 Gegenseitige Unterrichtung der Ärzte

(1) Die Ärzte, die Untersuchungen nach diesem Abschnitt vorgenommen haben, müssen, wenn der Personensorgeberechtigte damit einverstanden ist,

1. dem staatlichen Gewerbearzt,
2. dem Arzt, der einen Jugendlichen nach diesem Abschnitt nachuntersucht, auf Verlangen die Aufzeichnungen über die Untersuchungsbefunde zur Einsicht aushändigen.

(2) Unter den gleichen Voraussetzungen ist der Amtsarzt des Gesundheitsamtes unbeschadet des Absatzes 1 befugt, einem Arzt, der einen Jugendlichen nach diesem Abschnitt untersucht, vertraulichen Einblick in andere in seiner Dienststelle vorhandene Unterlagen über Gesundheit und Entwicklung dieses Jugendlichen zu gewähren.

§ 52 Übergangsvorschriften

(1) Die Vorschriften dieses Abschnittes gelten nicht für Jugendliche, die bei Inkrafttreten dieses Abschnittes bereits 16 Jahre alt sind. Für die übrigen Jugendlichen gelten, sofern sie bei Inkrafttreten dieses Abschnittes bereits beschäftigt werden, die Vorschriften dieses Abschnittes während des ersten Jahres nach Inkrafttreten nur bei einem Wechsel des Arbeitgebers.

(2) Für die ersten zwei Jahre nach Inkrafttreten dieses Abschnittes kann die Aufsichtsbehörde, soweit dies mit der Rücksicht auf Gesundheit und Entwicklung eines Jugendlichen vereinbar ist, Ausnahmen von allen oder einzelnen Vorschriften dieses Abschnittes bewilligen.

§ 53 Ermächtigungen

(1) Der Bundesminister für Arbeit und Sozialordnung wird ermächtigt, durch Rechtsverordnung mit Zustimmung des Bundesrates und, soweit besondere Regelungen für bergbauliche Betriebe getroffen werden, im Einvernehmen mit dem Bundesminister für Wirtschaft

1. zur Herbeiführung einer gleichmäßigen und wirksamen gesundheitlichen Betreuung Vorschriften über die Durchführung der ärztlichen Untersuchungen und über die für die Aufzeichnungen der Untersuchungsbefunde, die Bescheinigungen und Mitteilungen zu verwendenden Vordrucke zu erlassen,

2. zur Abwendung von Gesundheitsgefahren vorzuschreiben, daß Personen, die über 18, aber noch nicht 21 Jahre alt sind und die in einem Beschäftigungsverhältnis im Sinne des § 1 stehen, in bestimmten Arten von Betrieben oder mit bestimmten Arbeiten, die gesundheitsgefährlich sind, nur beschäftigt oder weiterbeschäftigt werden dürfen, wenn sie vorher ärztlich untersucht worden sind, und daß die Vorschriften dieses Abschnittes ganz oder teilweise auch auf diese ärztlichen Untersuchungen Anwendung finden.

(2) Die Landesregierungen können zur Vereinfachung der Abrechnung durch Rechtsverordnung Pauschbeträge für die Kosten der ärztlichen Untersuchung im Rahmen der geltenden Gebührenordnungen festsetzen.

SIEBENTER ABSCHNITT

Durchführung des Gesetzes

Erster Titel

Aushänge und Verzeichnisse

§ 54 Auslage des Gesetzes; Aushang über die Arbeitszeit

Wer regelmäßig mindestens einen Jugendlichen als Lehrling, Anlernling, Arbeiter, Angestellten, Praktikanten oder Volontär beschäftigt, hat

1. einen Abdruck dieses Gesetzes und der auf Grund dieses Gesetzes erlassenen Rechtsverordnungen, mit Ausnahme der in § 58 Abs. 2 genannten und der Vorschriften, die Wirtschaftszweige anderer Art betreffend, an geeigneter Stelle im Betrieb zur Einsicht auszulegen oder auszuhängen,
2. einen Aushang über Beginn und Ende der regelmäßigen täglichen Arbeitszeit und der Ruhepausen der Jugendlichen an sichtbarer Stelle im Betrieb anzubringen.

§ 55 Verzeichnis der Jugendlichen

Der Arbeitgeber ist verpflichtet, ein Verzeichnis der jugendlichen Lehrlinge, Anlernlinge, Arbeiter, Angestellten, Praktikanten und Volontäre unter Angabe von Namen, Vornamen, Tag und Jahr der Geburt, Wohnort und Wohnung zu führen und darin zu vermerken

1. Tag des Beginns der Beschäftigung des Jugendlichen,
2. den gewährten Urlaub.

§ 56 Sonstige Verzeichnisse

Wer einen Jugendlichen als Lehrling, Anlernling, Arbeiter, Angestellten, Praktikanten oder Volontär beschäftigt, ist verpflichtet, ein Verzeichnis der an Samstagnachmittagen nach § 17 Abs. 2 sowie an Sonn- und Feiertagen nach § 18 Abs. 2 und 3 und § 36 Nr. 6 beschäftigten Jugendlichen zu führen und bei jedem die ihm nach § 17 Abs. 4, § 18 Abs. 4 und § 36 Nr. 6 gewährten Freizeiten unverzüglich zu vermerken.

§ 57 Sondervorschriften für Familienhaushalte und landwirtschaftliche Betriebe

(1) Statt der in §§ 54 bis 56 vorgeschriebenen Aushänge und Verzeichnisse sind für die im Familienhaushalt mit hauswirtschaftlichen Arbeiten beschäftigten Jugendlichen in einem Verzeichnis, gesondert für jeden Jugendlichen, zu vermerken

1. Name, Vorname, Tag und Jahr der Geburt, Wohnort und Wohnung,
2. Tag des Beginns der Beschäftigung,
3. Beginn und Ende der regelmäßigen täglichen Arbeitszeit,
4. der gewährte Urlaub.

(2) Die Vorschriften des Absatzes 1 gelten auch für Betriebe und Haushalte der in § 29 genannten Art, in denen regelmäßig nicht mehr als fünf Arbeitnehmer beschäftigt werden.

(3) Wer Jugendliche im Familienhaushalt mit hauswirtschaftlichen Arbeiten beschäftigen will, hat dies bei Beginn der Beschäftigung der Aufsichtsbehörde schriftlich anzuzeigen.

§ 58 Einsicht in die Verzeichnisse; einheitliche Form

(1) Den beteiligten Jugendlichen sowie der Betriebs- oder Personalvertretung ist auf Verlangen Einsicht in die Verzeichnisse nach §§ 55, 56 und 57 Abs. 1 und 2 zu gewähren.

(2) Die Landesregierungen können durch Rechtsverordnung allgemein oder für einzelne Arten von Betrieben oder Arbeiten eine einheitliche Form für die Verzeichnisse vorschreiben und die Verbindung der Verzeichnisse nach §§ 55 und 56 untereinander oder mit dem Aushang nach § 54 Nr. 2 anordnen. Sie können zulassen, daß statt der Verzeichnisse Karteien geführt werden und daß die Eintragungen in den Lohnlisten oder der Lohnkartei gemacht werden.

§ 59 Auskunft; Vorlage der Verzeichnisse

(1) Der Arbeitgeber ist verpflichtet, der Aufsichtsbehörde auf Verlangen

1. die zur Erfüllung der Aufgaben dieser Behörde erforderlichen Angaben wahrheitsgemäß und vollständig zu machen,
2. die Verzeichnisse gemäß §§ 55 bis 57, die Unterlagen, aus denen Namen, Beschäftigungsart und -zeiten der Jugendlichen sowie Lohn- und Gehaltszahlungen ersichtlich sind, und alle sonstigen Unterlagen, die sich auf die nach Nummer 1 zu machenden Angaben beziehen, zur Einsicht vorzulegen oder einzusenden.

(2) Die Verzeichnisse und Unterlagen sind mindestens bis zum Ablauf von zwei Jahren nach der letzten Eintragung aufzubewahren.

Zweiter Titel

Aufsicht

§ 60 Aufsichtsbehörden

(1) Die Aufsicht über die Ausführung der Vorschriften dieses Gesetzes und der auf Grund dieses Gesetzes erlassenen Vor-

schriften obliegt den von den Landesregierungen bestimmten Behörden (Aufsichtsbehörden). Die Landesregierungen können durch Rechtsverordnung die Aufsicht über die Ausführung der für die Beschäftigung in Familienhaushalten geltenden Vorschriften auf gelegentliche Revisionen beschränken.

(2) Die Aufsichtsbehörden haben dieselben Befugnisse und Obliegenheiten wie nach § 139 b der Gewerbeordnung die dort genannten besonderen Beamten. Das Grundrecht der Unverletzlichkeit der Wohnung (Artikel 13 des Grundgesetzes) wird insoweit eingeschränkt.

§ 61 Entfernung Jugendlicher durch die Aufsichtsbehörde

Werden Kinder oder Jugendliche entgegen §§ 7, 37, 39, 45 oder entgegen den auf § 37 gestützten Vorschriften und Anordnungen beschäftigt, so kann die Aufsichtsbehörde die Entfernung dieser Kinder oder Jugendlichen nach den landesrechtlichen Bestimmungen erzwingen. Die Grundrechte der Freiheit der Person (Artikel 2 Abs. 2 Satz 2 des Grundgesetzes) und der Unverletzlichkeit der Wohnung (Artikel 13 des Grundgesetzes) werden insoweit eingeschränkt.

§ 62 Ausnahmen aus Gründen des Gemeinwohls

Die von den Landesregierungen bestimmten Behörden können weitergehende Ausnahmen von den Vorschriften dieses Gesetzes, als dieses Gesetz vorsieht, bewilligen, wenn es das Gemeinwohl dringend fordert. Dies gilt nicht für §§ 16 und 31.

§ 63 Ausnahmebewilligungen

(1) Ausnahmen, zu deren Bewilligung die Behörden nach diesem Gesetz oder den auf Grund dieses Gesetzes erlassenen Vorschriften befugt sind, sind zu befristen und können mit Auflagen und Bedingungen verbunden werden. Sie können jederzeit widerrufen werden.

(2) Ausnahmen können nur bewilligt werden für einzelne Beschäftigte, einzelne Betriebe oder einzelne Betriebsabteilungen.

(3) Ist eine Ausnahme für einen Betrieb oder eine Betriebsabteilung bewilligt worden, so hat der Arbeitgeber hierüber an sichtbarer Stelle im Betrieb oder in der Betriebsabteilung einen Aushang anzubringen.

Dritter Titel

Ausschüsse für Jugendarbeitsschutz

§ 64 Bildung der Ausschüsse

(1) Bei der von der Landesregierung bestimmten obersten Landesbehörde wird ein Ausschuß für Jugendarbeitsschutz gebildet. Der Vorsitzende des Ausschusses wird von der obersten Landesbehörde bestimmt.

(2) Dem Ausschuß müssen mindestens angehören

1. drei bis fünf Vertreter der Arbeitgeber und dieselbe Zahl von Vertretern der Arbeitnehmer; sie werden von den im Land wirkenden Arbeitgeberverbänden und Gewerkschaften vorgeschlagen und vom Vorsitzenden berufen,
2. je ein Vertreter eines Landesarbeitsamtes, eines Landesjugendamtes und der für das Gesundheitswesen zuständigen obersten Landesbehörde,
3. ein Arzt, ein Berufsschullehrer und ein Vertreter des Landesjugendringes; sie werden vom Vorsitzenden berufen.

(3) Der Vorsitzende des Ausschusses kann weitere Mitglieder berufen. Mindestens zwei Mitglieder müssen Frauen sein.

§ 65 Aufgaben der Ausschüsse

(1) Der Ausschuß wirkt aufklärend über Sinn und Inhalt dieses Gesetzes.

(2) Die oberste Landesbehörde gibt in Angelegenheiten von besonderer Bedeutung dem Ausschuß Gelegenheit zur Stellungnahme.

ACHTER ABSCHNITT

Straftaten und Ordnungswidrigkeiten

§ 66 Straftaten

(1) Der Arbeitgeber, der vorsätzlich

1. den Vorschriften der §§ 7, 8 Abs. 2 oder § 9 Abs. 1 oder 2 über die Beschäftigung von Kindern,
2. den Vorschriften des § 37 Abs. 1 über gefährliche Arbeiten oder des § 38 Abs. 1 über Akkord- und Fließarbeit,
3. den auf Grund des § 37 Abs. 2 Satz 1 oder 3 erlassenen Vorschriften, soweit die Vorschriften ausdrücklich auf diese Strafbestimmung verweisen,

zuwiderhandelt, wird mit Gefängnis bis zu einem Jahr und mit Geldstrafe oder mit einer dieser Strafen bestraft.

(2) Wer durch eine der in Absatz 1 bezeichneten Handlungen das Kind, den Jugendlichen oder im Falle des Absatzes 1 Nr. 3 die Person, die noch nicht 21 Jahre alt ist, gewissenlos in ihrer Arbeitskraft oder Gesundheit schwer gefährdet, wird mit Gefängnis nicht unter drei Monaten bestraft.

(3) Wer eine der in Absatz 1 bezeichneten Handlungen fahrlässig begeht, wird mit Geldstrafe bestraft.

§ 67 Ordnungswidrigkeiten und Straftaten

(1) Ordnungswidrig handelt der Arbeitgeber, der vorsätzlich oder fahrlässig

1. den Vorschriften des § 5 Abs. 1, § 10 Abs. 1 bis 4 oder § 11 Abs. 1 über die Grenzen der Arbeitszeit, des § 13 Abs. 1 Satz 2 oder 3 über die Berufsschule, des § 14 Abs. 1 oder 2 über die Ruhepausen, des § 15 über die tägliche Freizeit, des § 16 Abs. 1 bis 4 über die Nachtruhe, des § 16 Abs. 5 Satz 4, § 17 Abs. 4 oder § 18 Abs. 4 über die sonstige Freizeit, des § 17 Abs. 1 oder 3 über den Frühschluß vor Sonntagen, des § 18 Abs. 1 oder 2 Satz 3 über die Sonntagsruhe oder des § 20 Abs. 2 Satz 1 über den Ausgleich für Mehrarbeit,

2. den Vorschriften des § 19 Abs. 1 Satz 1, Abs. 2 Sätze 1 bis 3 oder Abs. 4 Satz 2 oder 3 oder § 22 Nr. 1, 3 Satz 1 oder 3, Nr. 4 Satz 1 oder Nr. 5 über den Urlaub, soweit sie nicht die Vergütung betreffen,
3. den Vorschriften des § 24 über die Arbeitszeit, § 25 über die Ruhepausen, § 26 Satz 1 über den freien Nachmittag oder § 27 Abs. 1 oder 2 Satz 1 oder 2 über die Sonntagsruhe im Familienhaushalt,
4. den Vorschriften des § 30 über die Arbeitszeit, § 31 über die Nachtruhe, § 32 über den Frühschluß vor Sonntagen oder § 33 über die Sonntagsruhe in der Landwirtschaft,
5. den Vorschriften des § 36 Nr. 1, 3, 5 Satz 2 oder Nr. 6 Satz 2 über die Grenzen der Arbeitszeit, die tägliche Freizeit, den Frühschluß vor Sonntagen und die sonstige Freizeit in der Binnenschiffahrt,
6. den Vorschriften des § 44 über die Abgabe von Alkohol und Tabak an Kinder und Jugendliche,
7. einer Anordnung der Aufsichtsbehörde nach § 8 Abs. 3 Satz 2, § 14 Abs. 4 Satz 2, § 37 Abs. 3 oder § 42 Abs. 2

zuwiderhandelt.

(2) Die Ordnungswidrigkeit kann, wenn sie vorsätzlich begangen ist, mit einer Geldbuße bis zu 5000 Deutsche Mark, wenn sie fahrlässig begangen ist, mit einer Geldbuße bis zu 1000 Deutsche Mark geahndet werden.

(3) Wer vorsätzlich eine der in Absatz 1 bezeichneten Handlungen begeht und dadurch das Kind oder den Jugendlichen in seiner Arbeitskraft oder Gesundheit gefährdet, wird mit Gefängnis bis zu einem Jahr und mit Geldstrafe oder mit einer dieser Strafen bestraft. Ebenso wird bestraft, wer vorsätzlich die Tat aus Gewinnsucht begeht oder sie wiederholt, obwohl er durch die Aufsichtsbehörde wenigstens zweimal schriftlich aufgefordert worden war, sie zu unterlassen.

(4) Wer in den Fällen des Absatzes 3 Satz 1 die Gefahr fahrlässig herbeiführt, wird mit Gefängnis bis zu drei Monaten oder mit Geldstrafe bestraft.

§ 68 Ordnungswidrigkeiten

(1) Ordnungswidrig handelt der Arbeitgeber, der vorsätzlich oder fahrlässig

1. der Vorschrift des § 8 Abs. 4 Satz 2 über den Beginn der Beschäftigung eines Kindes,
2. der Vorschrift des § 14 Abs. 3 Satz 1 oder 3 über die Aufenthaltsräume und den Aufenthalt während der Pausen,
3. der Vorschrift des § 20 Abs. 1 Satz 2 über die Anzeige von Notfällen,
4. der Vorschrift des § 41 Abs. 1 über die Gefahrenbelehrung,
5. den Vorschriften des § 45 Abs. 1 oder 2 über die ärztliche Untersuchung, des § 47 über die Aufbewahrung und Aushändigung der ärztlichen Bescheinigung und über die Beschäftigung oder des § 49 Satz 1 über die Freizeit,
6. den Vorschriften der §§ 54 bis 57 oder des § 63 Abs. 3 über Aushänge, Auslagen, Verzeichnisse und Anzeigen oder des § 58 Abs. 1 oder § 59 über die Einsicht, Aufbewahrung und Vorlage der Verzeichnisse und über die Auskunft,
7. den auf Grund des § 40 Abs. 2 Satz 1 erster Halbsatz, § 53 Abs. 1 Nr. 2 oder § 58 Abs. 2 Satz 1 erlassenen Vorschriften, soweit die Vorschriften ausdrücklich auf diese Bußgeldbestimmung verweisen,
8. einer Anordnung der Aufsichtsbehörde nach § 40 Abs. 3 Satz 1 oder
9. einer Anordnung, die von der zuständigen Behörde auf Grund einer nach § 37 Abs. 2 Satz 1 oder 3, § 40 Abs. 2 Satz 1 erster Halbsatz, §§ 53 oder 58 Abs. 2 erlassenen Rechtsvorschrift getroffen wird, wenn die Rechtsvorschrift für den Fall der Zuwiderhandlung gegen die Anordnung ausdrücklich auf diese Bußgeldvorschrift verweist,

zuwiderhandelt.

(2) Ordnungswidrig handelt, wer vorsätzlich oder fahrlässig

1. der Vorschrift des § 39 Abs. 1 über Beschäftigung, Beaufsichtigung und Anweisung durch bestimmte Personen oder

2. einem Verbot der zuständigen Behörden nach § 39 Abs. 2 zuwiderhandelt.

(3) Die Ordnungswidrigkeit kann, wenn sie vorsätzlich begangen ist, mit einer Geldbuße bis zu 1000 Deutsche Mark, wenn sie fahrlässig begangen ist, mit einer Geldbuße bis zu 500 Deutsche Mark geahndet werden.

§ 69 Straftaten und Ordnungswidrigkeiten von Vertretern und Beauftragten

(1) Die Strafdrohungen der §§ 66 und 67 Abs. 3 und 4 sowie die Bußgelddrohungen des § 67 Abs. 1 und § 68 gelten auch für den gesetzlichen Vertreter des Arbeitgebers sowie für die vertretungsberechtigten Gesellschafter von Personengesellschaften und die Mitglieder der zur gesetzlichen Vertretung berufenen Organe von juristischen Personen, welche Kinder oder Jugendliche beschäftigen.

(2) Hat der Arbeitgeber die Erfüllung von Pflichten, die ihm dieses Gesetz oder die auf Grund dieses Gesetzes erlassenen Vorschriften auferlegen, einem Angehörigen seines Betriebes ausdrücklich übertragen, so trifft, wenn der Betriebsangehörige den in den §§ 66 bis 68 bezeichneten Vorschriften oder Anordnungen zuwiderhandelt, diesen die Strafe oder Geldbuße.

(3) Begeht ein Beauftragter im Sinne des Absatzes 2 eine durch dieses Gesetz mit Strafe oder Geldbuße bedrohte Handlung, so kann gegen den Inhaber des Betriebes oder, falls der Inhaber eine juristische Person oder eine Personengesellschaft des Handelsrechts ist, gegen diese eine Geldbuße verhängt werden, wenn der Inhaber oder der zur gesetzlichen Vertretung Berechtigte wenigstens fahrlässig seine Pflicht zur sorgfältigen Auswahl des Beauftragten oder seine allgemeine Aufsichtspflicht verletzt hat und der Verstoß hierauf beruht. Die Geldbuße darf in den Fällen des § 66 und des § 67 Abs. 3 und 4 den Betrag von 5000 Deutsche Mark nicht übersteigen. In den Fällen des § 67 Abs. 1 und des § 68 darf sie nicht höher sein als

die für die fahrlässige Begehung der Zuwiderhandlung angedrohte Geldbuße.

NEUNTER ABSCHNITT

Verwandte Kinder und Jugendliche

§ 70 Begriff

Verwandte Kinder und Jugendliche im Sinne dieses Gesetzes sind Kinder und Jugendliche, die

1. von einem Elternteil beschäftigt werden, dem die Sorge für die Person des Kindes oder des Jugendlichen zusteht,
2. vom Vormund beschäftigt werden, falls er mit dem Kinde oder dem Jugendlichen bis zum dritten Grade verwandt ist.

§ 71 Ausnahmen

(1) Bei Beschäftigung verwandter Kinder und Jugendlicher finden §§ 12, 13 Abs. 3, § 18 Abs. 5, § 19 Abs. 6, § 20 Abs. 2 Satz 2, §§ 39, 42, 43 Abs. 1, §§ 44, 54 bis 56 und 66 bis 69 keine Anwendung.

(2) Verwandte Kinder über zwölf Jahre dürfen mit leichten Arbeiten beschäftigt werden, wenn die Beschäftigung gelegentlich ist oder nur kurze Zeit dauert und wenn die Arbeiten für Kinder geeignet sind. Die Beschäftigung bei den in § 8 bezeichneten Veranstaltungen richtet sich ausschließlich nach § 8.

(3) Die Aufsichtsbehörde teilt jeden erheblicheren Verstoß gegen eine Vorschrift dieses Gesetzes oder eine auf Grund dieses Gesetzes erlassene Rechtsverordnung, der sich gegen verwandte Kinder oder Jugendliche richtet, alsbald dem Jugendamt mit. Polizeiliche oder ordnungsbehördliche Zwangsmittel dürfen bei Beschäftigung verwandter Kinder und Jugendlicher nicht angewendet werden.

ZEHNTER ABSCHNITT

Schlußvorschriften

§ 72 Änderung von Rechtsvorschriften

(1) § 8 Abs. 2 Buchstabe b des Mutterschutzgesetzes vom 24. Januar 1952 (Bundesgesetzbl. I S. 69) erhält folgende Fassung:

„b) von Frauen unter 18 Jahren über acht Stunden täglich und 80 Stunden in der Doppelwoche,".

(2) § 13 Abs. 3 des Gesetzes über die Arbeitszeit in Bäckereien und Konditoreien vom 29. Juni 1936 (Reichsgesetzbl. I S.521) in der Fassung des § 30 Abs. 9 Nr. 4 des Jugendschutzgesetzes vom 30. April 1938 (Reichsgesetzbl. I S. 437) erhält folgende Fassung:

„(3) Für die Beschäftigung von Kindern und Jugendlichen unter 18 Jahren in den in § 1 genannten Betrieben gelten die Vorschriften des Jugendarbeitsschutzgesetzes vom 9. August 1960 (Bundesgesetzbl. I S. 665)."

(3) In § 80 des Bundesbeamtengesetzes in der Fassung vom 18. September 1957 (Bundesgesetzbl. I S. 1338)* wird der Schlußpunkt durch ein Komma ersetzt und folgendes angefügt:

„3. der Vorschriften des Jugendarbeitsschutzgesetzes vom 9. August 1960 (Bundesgesetzbl. I S. 665) auf Beamte unter 18 Jahren."

§ 73 Urlaubsvorschriften der Länder

Die Urlaubsvorschriften der Länder werden wie folgt geändert:

1. Baden-Württemberg:

   Im Landesgesetz über Mindesturlaub für Arbeitnehmer vom 13. Juli 1949 (Badisches Gesetz- und Verordnungsblatt S. 289) werden in § 3 Abs. 1 die Worte „für jugendliche Arbeitnehmer bis zum vollendeten sechzehnten Lebensjahr vierundzwanzig Arbeitstage, für jugendliche Arbeitnehmer

* Bundesgesetzbl. III 2030-2.

bis zum vollendeten achtzehnten Lebensjahr achtzehn Arbeitstage“ gestrichen; § 3 Abs. 3 und 4 Satz 1 Halbsatz 2 wird aufgehoben.

Im Gesetz Nr. 711 zur Regelung des Mindesturlaubs in der privaten Wirtschaft und im öffentlichen Dienst vom 6. August 1947 in der Fassung der Gesetze Nr. 735 vom 6. April 1949 und Nr. 743 vom 3. April 1950 (Regierungsblatt der Regierung Württemberg-Baden 1947 S. 78, 1949 S. 57, 1950 S. 30) werden in § 2 Abs. 1 Satz 1 die Worte „für Jugendliche unter achtzehn Jahren vierundzwanzig Arbeitstage“ und in § 2 Abs. 3 Satz 2 die Worte „bei Jugendlichen nicht und“ gestrichen; § 2 Abs. 2 Satz 2 wird aufgehoben.

In der Verordnung Nr. 727, Dritte Verordnung zur Durchführung des Gesetzes zur Regelung des Mindesturlaubs in der privaten Wirtschaft und im öffentlichen Dienst, vom 26. Mai 1948 in der Fassung der Verordnung Nr. 738 vom 14. Juni 1949 (Regierungsblatt der Regierung Württemberg-Baden 1948 S. 76, 1949 S. 154) wird § 3 Abs. 2 aufgehoben; in § 6 Abs. 2 Satz 2 werden die Worte „bzw. 8 v. H.“ gestrichen.

2. Bayern:
   Im Urlaubsgesetz vom 11. Mai 1950 in der Fassung des Gesetzes vom 8. November 1954 (Bereinigte Sammlung des bayerischen Landesrechts IV S. 583) werden Artikel 4 Abs. 2 und 3, Artikel 5 Abs. 2 und Artikel 7 Abs. 1 Satz 2 aufgehoben.

3. Berlin:
   Im Urlaubsgesetz vom 24. April 1952 in der Fassung des Gesetzes vom 22. Dezember 1952 (Gesetz- und Verordnungsblatt für Berlin 1952 S. 297, 1953 S. 1) wird § 1 Abs. 2 aufgehoben; in § 2 werden die Worte „(sofern sie nicht dem Jugendschutzgesetz unterliegen)“ gestrichen.

4. Bremen:
   Im Urlaubsgesetz vom 4. Mai 1948 in der Fassung der Gesetze vom 25. April 1949 und 21. Januar 1950 (Gesetzblatt

der Freien Hansestadt Bremen 1948 S. 67, 1949 S. 71, 1950 S. 23) werden in § 3 Abs. 1 die Worte „für Jugendliche unter achtzehn Jahren vierundzwanzig Arbeitstage" gestrichen; § 3 Abs. 3 wird aufgehoben.

5. Hessen:
   Im Urlaubsgesetz vom 29. Mai 1947 in der Fassung des Gesetzes vom 26. August 1950 (Gesetz- und Verordnungsblatt für das Land Hessen 1947 S. 33, 1950 S. 165) wird § 2 Abs. 2 aufgehoben.

6. Niedersachsen:
   Im Urlaubsgesetz vom 10. Dezember 1948 (Niedersächsisches Gesetz- und Verordnungsblatt S. 179) werden in § 2 Abs. 1 die Worte „jüngere Arbeitnehmer mindestens vierundzwanzig Werktage" gestrichen.
   In der Verordnung zur Durchführung des Urlaubsgesetzes vom 26. Juli 1949 (Niedersächsisches Gesetz- und Verordnungsblatt S. 180) wird in II „Zu § 2 Abs. 1" der Absatz 3 aufgehoben.

7. Rheinland-Pfalz:
   Im Landesgesetz zur Regelung des Urlaubs vom 8. Oktober 1948 (Gesetz- und Verordnungsblatt der Landesregierung Rheinland-Pfalz S. 370) wird § 2 aufgehoben.

8. Saarland:
   In der Verfügung Nummer 47—65 über das Urlaubswesen vom 18. November 1947 (Amtsblatt des Saarlandes S. 704) in der Fassung der Verordnung vom 16. August 1950 (Amtsblatt des Saarlandes S. 788) werden in Artikel 2 Abs. 2 Satz 1 die Worte „Für Arbeitnehmer und Lehrlinge, welche das 18. Lebensjahr noch nicht vollendet haben, erhöht sich die Mindestdauer des Urlaubs auf zwei Arbeitstage" gestrichen und hinter den Worten „21 Jahren" die Worte „erhöht sich die Mindestdauer des Urlaubs" eingefügt.
   In der Verordnung zur Entlohnung der in Gartenbaubetrieben beschäftigten Arbeitnehmer vom 30. Juli 1951 (Amtsblatt des Saarlandes S. 1184) werden in § 18 Abs. 1

Satz 2 die Worte „bis zum vollendeten 18. Lebensjahr zwei Arbeitstage pro Monat" gestrichen.
In der Verordnung zur Festsetzung der Lohn- und Arbeitsbedingungen in den landwirtschaftlichen Betrieben vom 30. November 1951 (Amtsblatt des Saarlandes S. 1482) werden in § 10 Abs. 1 Satz 2 die Worte „bis zum vollendeten 18. Lebensjahr zwei Arbeitstage pro Monat" gestrichen.

§ 74 Geltung in Berlin

Dieses Gesetz gilt nach Maßgabe des § 13 Abs. 1 des Dritten Überleitungsgesetzes vom 4. Januar 1952 (Bundesgesetzbl. I S. 1) auch im Land Berlin. Rechtsverordnungen, die auf Grund dieses Gesetzes erlassen werden, gelten im Land Berlin nach § 14 des Dritten Überleitungsgesetzes.

§ 75 Sonderbestimmungen für das Saarland

Wird in diesem Gesetz auf Bestimmungen verwiesen, die im Saarland nicht gelten, so treten innerhalb des Saarlandes die entsprechenden saarländischen Bestimmungen an ihre Stelle.

§ 76 Inkrafttreten; Aufhebung von Rechtsvorschriften

(1) Dieses Gesetz tritt am 1. Oktober 1960 in Kraft, die §§ 45 bis 53 jedoch erst am 1. Oktober 1961.

(2) Am 1. Oktober 1960 treten folgende Vorschriften außer Kraft, soweit dies nicht bereits geschehen ist:

1. Jugendschutzgesetz vom 30. April 1938 (Reichsgesetzbl. I S. 437) mit Ausnahme des § 24 Abs. 1, 2, 4 und 5 und des § 26, soweit diese Vorschriften zur Durchführung der auf Grund des § 20 Abs. 1 des Jugendschutzgesetzes erlassenen Beschäftigungsverbote und -beschränkungen dienen,
2. Ausführungsverordnung zum Jugendschutzgesetz vom 12. Dezember 1938 (Reichsgesetzbl. I S. 1777) mit Ausnahme der Nummer 52 und, soweit zur Durchführung der auf Grund des § 20 Abs. 1 des Jugendschutzgesetzes erlas-

senen Beschäftigungsverbote und -beschränkungen erforderlich, der Nummern 66 und 67,

3. Jugendurlaubsverordnung vom 15. Juni 1939 (Reichsgesetzbl. I S. 1029),
4. Verordnung über die Beschäftigung Jugendlicher in bergbaulichen Betrieben vom 20. Januar 1939 (Reichsgesetzbl. I S. 97),
5. Gewerbeordnung §§ 106 und 120c,
6. Niedersächsisches Arbeitsschutzgesetz für Jugendliche vom 9. Dezember 1948 (Niedersächsisches Gesetz- und Verordnungsblatt S. 179) in der Fassung der Gesetze vom 16. Mai 1949 (Niedersächsisches Gesetz- und Verordnungsblatt S. 116) und vom 21. Juni 1951 (Bundesgesetzbl. I S. 399) mit Ausnahme des § 9,
7. Verordnung zur Durchführung des Niedersächsischen Arbeitsschutzgesetzes für Jugendliche vom 26. Juli 1949 (Niedersächsisches Gesetz- und Verordnungsblatt S. 176) mit Ausnahme der Nummern 19 bis 25 und 33,
8. Württemberg-Hohenzollernsches Gesetz zur Änderung des Jugendschutzgesetzes vom 6. August 1948 (Regierungsblatt für das Land Württemberg-Hohenzollern S. 103),
9. Württemberg-Hohenzollernsche Verordnung zur Änderung der Ausführungsverordnung zum Jugendschutzgesetz vom 19. April 1949 (Regierungsblatt für das Land Württemberg-Hohenzollern S. 186),
10. Berliner Verordnung zum Jugendschutzgesetz vom 25. November 1949 (Verordnungsblatt für Groß-Berlin S. 446),
11. Saarländisches Jugendarbeitsschutzgesetz (Regelung der Arbeitszeit der Jugendlichen und der in Ausnahmefällen beschäftigten Kinder) vom 7. Dezember 1949 (Amtsblatt des Saarlandes 1950, S. 69),
12. Erste Ausführungsverordnung zum Saarländischen Jugendarbeitsschutzgesetz vom 10. März 1951 (Amtsblatt des Saarlandes S. 549).

(3) Am 1. Oktober 1961 treten außer Kraft § 9 des Niedersächsischen Arbeitsschutzgesetzes für Jugendliche vom 9. Dezember 1948 (Niedersächsisches Gesetz- und Verordnungsblatt S. 179) und Nummern 19 bis 25 der Verordnung zur Durchführung des Niedersächsischen Arbeitsschutzgesetzes für Jugendliche vom 26. Juli 1949 (Niedersächsisches Gesetz- und Verordnungsblatt S. 176).

(4) Ab 1. Oktober 1960 finden § 3 der Anordnung zur Vereinheitlichung der Erziehungsbeihilfen und sonstigen Leistungen an Lehrlinge und Anlernlinge in der privaten Wirtschaft vom 25. Februar 1943 (Reichsarbeitsblatt I S. 164) in der Fassung der Anordnung über die Belohnung besonders tüchtiger Lehrlinge und Anlernlinge in der privaten Wirtschaft vom 5. August 1944 (Reichsarbeitsblatt I S. 289) und die entsprechenden Vorschriften der Länder auf Jugendliche keine Anwendung.

(5) Die auf Grund des § 20 Abs. 1 des Jugendschutzgesetzes oder des § 120e der Gewerbeordnung erlassenen Vorschriften bleiben unberührt. Sie können durch Vorschriften auf Grund der Ermächtigungen in § 37 Abs. 2 und § 40 Abs. 2 geändert oder aufgehoben werden.

(6) Verweisungen auf Vorschriften, die nach den Absätzen 2 bis 4 außer Kraft treten, gelten als Verweisungen auf die entsprechenden Vorschriften dieses Gesetzes oder der auf Grund dieses Gesetzes erlassenen Rechtsverordnungen.

Das vorstehende Gesetz wird hiermit verkündet.

Bonn, den 9. August 1960

Der Bundespräsident
Lübke

Für den Bundeskanzler
Der Bundesminister für Verkehr
Seebohm

Der Bundesminister für Arbeit und Sozialordnung
Blank

II.

Verordnung über die ärztlichen Untersuchungen nach dem Jugendarbeitsschutzgesetz

Auf Grund des § 53 Abs. 1 des Jugendarbeitsschutzgesetzes vom 9. August 1960 (Bundesgesetzbl. I S. 665) wird mit Zustimmung des Bundesrates verordnet:

§ 1

Durchführung der Untersuchungen

(1) Der Arzt, der einen Jugendlichen nach §§ 45 oder 48 des Gesetzes untersucht, hat unter Berücksichtigung der Vorgeschichte des Jugendlichen auf Grund eingehender Untersuchung zu beurteilen, ob dessen Gesundheit durch die Ausübung bestimmter Arbeiten gefährdet wird und ob eine außerordentliche Nachuntersuchung nach § 45 Abs. 3 des Gesetzes und besondere Gesundheit dienende Maßnahmen nötig sind.

(2) Als Tag der Untersuchung (§ 45 Abs. 1 Nr. 1 des Gesetzes) gilt der Tag der abschließenden Beurteilung.

§ 1a

Untersuchungsberechtigungsschein

Die Kosten einer Untersuchung werden vom Land (§ 50 JASchG) nur erstattet, wenn der Arzt der Kostenforderung einen von der nach Landesrecht zuständigen Stelle ausgegebenen Untersuchungsberechtigungsschein beifügt.

§ 2
Untersuchungsbogen

(1) Für die Aufzeichnung der Untersuchungsergebnisse hat der Arzt einen Vordruck nach dem Muster der Anlage 1 zu verwenden.

(2) Von dem Untersuchungsbogen hat der Arzt ein Zweitstück herzustellen und als solches zu kennzeichnen. In den Fällen des § 51 Abs. 1 des Gesetzes darf er an Stelle des Untersuchungsbogens das Zweitstück aushändigen.

(3) Der Arzt hat den Untersuchungsbogen und das Zweitstück zehn Jahre lang aufzubewahren.

§ 3
Ergänzungsuntersuchung

Kann der Arzt den Gesundheits- und Entwicklungsstand des Jugendlichen nur beurteilen, wenn das Ergebnis einer Ergänzungsuntersuchung durch einen anderen Arzt oder einen Zahnarzt vorliegt, so hat er die Ergänzungsuntersuchung zu veranlassen und ihre Notwendigkeit im Untersuchungsbogen zu begründen.

§ 4
Mitteilung an die Eltern

(1) Für die Mitteilung an die Eltern oder den Vormund (§ 46 Abs. 3 Satz 1 des Gesetzes) hat der Arzt einen Vordruck nach dem Muster der Anlage 2 zu verwenden.

§ 5
Bescheinigung für den Arbeitgeber

Für die für den Arbeitgeber bestimmte Bescheinigung (§ 46 Abs. 3 Satz 2 des Gesetzes) hat der Arzt einen Vordruck nach dem Muster der Anlage 3 zu verwenden.

§ 5a

Die für einzelne Berufszweige geltenden weitergehenden Bestimmungen über ärztliche Untersuchungen bleiben unberührt.

§ 6

Geltung in Berlin

Diese Verordnung gilt nach § 14 des Dritten Überleitungsgesetzes vom 4. Januar 1952 (Bundesgesetzbl. I S. 1) in Verbindung mit § 74 des Jugendarbeitsschutzgesetzes auch im Land Berlin.

§ 7

Inkrafttreten

Diese Verordnung tritt am 1. Oktober 1961 in Kraft.

III.

Liste der Berufskrankheiten

nach der Sechsten Verordnung über Ausdehnung der Unfallversicherung auf Berufskrankheiten (Sechste Berufskrankheiten-Verordnung — 6. BKVO) vom 28. April 1961.

Die Anlage zur Dritten Verordnung über Ausdehnung der Unfallversicherung auf Berufskrankheiten vom 16. Dezember 1936 (Reichsgesetzblatt I Seite 1117) in der Fassung der Fünften Verordnung über Ausdehnung der Unfallversicherung auf Berufskrankheiten vom 26. Juli 1952 (Bundesgesetzblatt I Seite 395) sowie die Anlage zur saarländischen Berufskrankheiten-Verordnung in der Fassung der Bekanntmachung vom 2. Juli 1954 (Amtsblatt des Saarlandes Seite 802) erhalten folgende Fassung:

I.	II. Krankheiten	III. Unternehmen
	A. **Durch chemische Stoffe verursachte Krankheiten**	
1	Schleimhautveränderungen, Krebs oder andere Neubildungen der Harnwege durch aromatische Amine	alle Unternehmen
2*	Erkrankungen durch Arsen oder seine Verbindungen	alle Unternehmen
3	Hornhautschädigungen des Auges durch Benzochinon	alle Unternehmen

* Zu Nummer 2: Ausgenommen sind Hauterkrankungen. Diese gelten im Sinne dieser Anlage nur insoweit, als sie Erscheinungen einer Allgemeinerkrankung sind, die durch Aufnahme der schädigenden Stoffe in den Körper verursacht werden oder gemäß Nr. 46 zu entschädigen sind.

I.	II. Krankheiten	III. Unternehmen
4*	Erkrankungen durch Benzol oder seine Homologen	alle Unternehmen
5*	Erkrankungen durch Nitro- oder Aminoverbindungen des Benzols oder seiner Homologen oder deren Abkömmlinge	
6*	Erkrankungen durch Blei oder seine Verbindungen	
7*	Erkrankungen durch Chrom oder seine Verbindungen	
8*	Erkrankungen durch Fluor oder seine Verbindungen	
9	Erkrankungen durch Halogenkohlenwasserstoffe oder halogenierte Alkyl-, Aryl- oder Alkylaryloxyde oder -sulfide	
10	Erkrankungen durch Kadmium oder seine Verbindungen	
11	Erkrankungen durch Kohlenoxyd	
12	Erkrankungen durch Mangan oder seine Verbindungen	
13	Erkrankungen durch Methanol (Methylalkohol)	
14	Erkrankungen durch Phosphor oder seine Verbindungen	
15	Erkrankungen durch Quecksilber oder seine Verbindungen	
16	Erkrankungen durch Salpetersäureester	
17	Erkrankungen der Zähne durch Säuren	
18*	Erkrankungen durch Schwefelkohlenstoff	
19*	Erkrankungen durch Schwefelwasserstoff	
20*	Erkrankungen durch Thallium oder seine Verbindungen	
21*	Erkrankungen durch Vanadium oder seine Verbindungen	

* Zu Nummern 4 bis 8, 18 bis 21: Ausgenommen sind Hauterkrankungen. Diese gelten im Sinne dieser Anlage nur insoweit, als sie Erscheinungen einer Allgemeinerkrankung sind, die durch Aufnahme der schädigenden Stoffe in den Körper verursacht werden oder gemäß Nr. 46 zu entschädigen sind.

I.	II. Krankheiten	III. Unternehmen
	B. **Durch physikalische Einwirkungen verursachte Krankheiten**	
22	Chronische Erkrankungen der Schleimbeutel durch ständigen Druck	alle Unternehmen
23	Drucklähmungen der Nerven	
24	Erkrankungen durch Arbeit in Druckluft	
25	Erkrankungen durch Erschütterung bei Arbeit mit Preßluftwerkzeugen oder gleichartig wirkenden Werkzeugen oder Maschinen sowie bei der Arbeit an Anklopfmaschinen	
26	Lärmschwerhörigkeit und Lärmtaubheit	
27	Erkrankungen durch Röntgenstrahlen, durch die Strahlen radioaktiver Stoffe oder durch andere ionisierende Strahlen	
28	Grauer Star durch Wärmestrahlung	
	C. **Durch gemischte (chemisch-physikalische) Einwirkungen verursachte Krankheiten**	
29	Erkrankungen der tieferen Luftwege und der Lungen durch Aluminium oder seine Verbindungen	
30	Asbeststaublungenerkrankung (Asbestose)	
31	Asbeststaublungenerkrankung (Asbestose) in Verbindung mit Lungenkrebs	
32	Erkrankungen durch Beryllium oder seine Verbindungen	
33	Erkrankungen an Lungenfibrose durch Metallstäube bei der Herstellung oder Verarbeitung von Hartmetallen	
34	Quarzstaublungenerkrankung (Silikose)	
35	Quarzstaublungenerkrankung in Verbindung mit aktiver Lungentuberkulose (Siliko-Tuberkulose)	
36	Erkrankungen der tieferen Luftwege und der Lunge durch Thomasmehl (Thomasphosphat)	

I.	II. Krankheiten	III. Unternehmen
	D. Durch Infektionserreger oder Parasiten verursachte Krankheiten	
37	Infektionskrankheiten	Krankenhäuser, Heil- und Pflegeanstalten, Entbindungsheime und sonstige Anstalten, die Personen zur Kur und Pflege aufnehmen, ferner Einrichtungen und Tätigkeiten in der öffentlichen und freien Wohlfahrtspflege und im Gesundheitsdienst sowie Laboratorien für wissenschaftliche oder medizinische Untersuchungen u. Versuche
38	Von Tieren auf Menschen übertragbare Krankheiten	alle Unternehmen
39	Wurmkrankheit der Bergleute, verursacht durch Ankylostoma duodenale oder Anguillula intestinalis	
	E. Durch nicht einheitliche Einwirkungen verursachte Krankheiten	
40	Augenzittern der Bergleute	
41	Bronchialasthma, das zur Aufgabe der beruflichen Beschäftigung oder jeder Erwerbsarbeit gezwungen hat	
42	Meniskusschäden nach mindestens dreijähriger regelmäßiger Tätigkeit unter Tage	
43	Erkrankungen der Sehnenscheiden oder des Sehnengleitgewebes sowie der Sehnen- oder Muskelansätze, die zur Aufgabe der beruflichen Beschäftigung oder jeder Erwerbsarbeit gezwungen haben	

I.	II. Krankheiten	III. Unternehmen
44	Tropenkrankheiten, Fleckfieber, Skorbut	alle Unternehmen
45	Abrißbrüche der Wirbelfortsätze	
	F. Hauterkrankungen	
46	Schwere oder wiederholt rückfällige Hauterkrankungen, die zur Aufgabe der beruflichen Beschäftigung oder jeder Erwerbsarbeit gezwungen haben	
47	Hautkrebs oder zur Krebsbildung neigende Hautveränderungen durch Ruß, Rohparaffin, Teer, Anthrazen, Pech oder ähnliche Stoffe	

IV.

Liste der Verordnungen

betreffend die Beschäftigungsverbote Jugendlicher mit bestimmten Arbeiten bzw. Beschränkungen für Jugendliche

1. Bekanntmachung betr. die Einrichtung und den Betrieb von *Steinbrüchen und Steinhauereien* (*Steinmetzbetriebe*) vom 31. 5. 1909, 20. 11. 1911 (RGBl. S. 471, 955)

   Material- und Zeitbegrenzung bei Beschäftigung von jugendlichen Arbeitern.

2. Verordnung über die Beschäftigung von jugendlichen Arbeitern in *Ziegeleien und verwandten Betrieben* v. 5. 6. 1937 (RGBl. I S. 620)

   Beschränkung der Beschäftigung von jugendlichen Arbeitern.

3. Verordnung über *Glashütten, Glasschleifereien, Glasätzereien, Glasmalereien und verwandte Betriebe* vom 23. 12. 1938 bzw. vom 13. 9. 1940 (RGBl. I S. 1961, 1246)

   Arbeitsbeschränkungen für Jugendliche. Bei gewissen Arbeiten Einstellungs- und halbjährliche Überwachungsuntersuchungen.

4. Bekanntmachung betr. die Einrichtung und den Betrieb der *Bleihütten* vom 16. 6. 1905 (RGBl. S. 545)

   Ausschluß bestimmter Arbeiten für jugendliche Arbeiter. Arbeitszeitbegrenzung, Einstellungs- und monatliche Überwachungsuntersuchungen für bestimmte Arbeiten.

5. Bekanntmachung betr. die Einrichtung und den Betrieb von *Zinkhütten und Zinkerzröstbütten* vom 13. 12. 1912 und 21. 2. 1923 (RGBl. S. 564, I S. 161)

   Ausschluß bestimmter Arbeiten für jugendliche Arbeiter. Einstellungs- und monatliche Überwachungsuntersuchungen.

6. *Nieten in Brückenbauanstalten und Waggonfabriken.* Erl. d. Preuß. Min. für Wirtschaft und Arbeit vom 8. 8. 1933 (55 u. 56)

   In dem Erlaß wird zum Schutze gegen Bleivergiftungen die Beschäftigung von unter 21 Jahre alten Arbeitern verboten.

7. *Arbeiten mit Preßluftwerkzeugen.* UVV-VBG 102 — Arbeiten mit Preßluftwerkzeugen

   § 1 (1) Mit der Handhabung von Preßluftwerkzeugen, bei deren Bedienung mit einer Gesundheitsgefährdung durch Rückstoß zu rechnen ist, dürfen nur über 21 Jahre alte männliche Versicherte mit kräftigem, gesundem Körperbau beschäftigt werden.

8. Richtlinien über die Bekämpfung der Silikose in der *Eisen- und Metallindustrie,* herausgegeben von den Berufsgenossenschaften 1940.

   Als Sandstrahlbläser dürfen nur über 21 Jahre alte männliche Versicherte beschäftigt werden.

   Die Beschäftigungsdauer als Sandstrahlbläser soll in der Regel zwei Jahre nicht übersteigen. Darauf soll eine mindestens 2jährige nichtstaubgefährliche Tätigkeit folgen, ehe eine neue staubgefährliche Beschäftigung aufgenommen wird.

9. Richtlinien des RAM für den Gesundheitsschutz der Arbeiter, die *in Abwrackwerften mit dem Zerlegen von Schiffen* beschäftigt werden, vom 26. 4. 1923 (121)

   Bei dem autogenen Zerschneiden von Schiffswandungen, Schiffsteilen und sonstigen Baustoffen, die mit blei- oder zinkhaltigen Farben gestrichen, verbleit oder verzinkt sind, dürfen nur männliche über 18 Jahre alte Arbeiter beschäftigt werden.

10. Bekanntmachung betr. die Einrichtung und den Betrieb von Anlagen zur *Herstellung elektrischer Akkumulatoren aus Blei oder Bleiverbindungen* vom 6. 5. 1908 (RGBl. S. 172)
   Ausschluß von Arbeiten mit Blei oder Bleiverbindungen für jugendliche Arbeiter.

11. Bekanntmachung betr. die Einrichtung und den Betrieb von Anlagen zur *Herstellung von Alkali-Chromaten* vom 16. 5. 1907 (RGBl. S. 233)
   Verbot der Beschäftigung Jugendlicher in Verchromungsbetrieben.

12. Grundsätze für die Einrichtung und den Betrieb von Anlagen, in denen *gesundheitsschädliche Nitro- und Amidoverbindungen* hergestellt oder regelmäßig in größeren Mengen wiedergewonnen werden. (Erlaß des Preuß. Ministers für Handel und Gewerbe vom 21. 10. 1911, veröffentlicht durch das Reichsgesundheitsamt)
   Untersagung der Beschäftigung von jugendlichen Arbeitern.

13. Verordnung über die Einrichtung und den Betrieb von Anlagen zur *Herstellung von Bleifarben und anderen Bleiverbindungen* vom 27. 1. 1920 (RGBl. S. 109)
   Ausschluß von Arbeiten mit Blei und Bleiverbindungen für jugendliche Arbeiter.

14. Arbeiten in *Aluminiumbronzefabriken*, UVV-VBG 56 — Herstellung von Aluminiumbronze (Aluminium in Pulverform)
   Die Beschäftigung von Jugendlichen mit allen Arbeiten in Aluminiumbronzefabriken ist verboten.

15. VO zum Schutze gegen *Bleivergiftung bei Anstricharbeiten* vom 27. 5. 1930/16. 3. 1956 (77)
   Arbeiter unter 18 Jahren dürfen bei Arbeiten mit bleihaltigen Stoffen und mit der Entfernung bleihaltiger Anstriche nicht beschäftigt werden. Dies gilt nicht für Malergesellen und Malerlehrlinge, die das 16. Lebensjahr vollendet haben.

16. UVV-VBG 1 Allgemeine Vorschriften
   § 18 (1) Zu Beschäftigungen, die Berufskrankheiten (§ 545 der Reichsversicherungsordnung) hervorrufen können, dür-

fen nur geeignete Personen herangezogen werden. Die Berufsgenossenschaft der chemischen Industrie hat hier folgenden Zusatz eingefügt: „Versicherte unter 18 Jahren dürfen an Arbeitsstellen, an denen sie durch *Blei und seine Verbindungen, Phosphor, Quecksilber und seine Verbindungen, Arsen und seine Verbindungen, Benzol und seine Homologen* in ihrer Gesundheit gefährdet sind, nicht beschäftigt werden."

17. UVV-VBG 97 *Arbeiten mit Blei, Arsen und ihren Verbindungen*

    Versicherte unter 18 Jahren dürfen bei Arbeiten mit bleihaltigen Stoffen und mit der Entfernung bleihaltiger Anstriche nicht beschäftigt werden. Dies gilt nicht für Gesellen und Lehrlinge des Malergewerbes (Maler, Anstreicher, Tüncher, Weißbinder und Lackierer), die das 16. Lebensjahr vollendet haben.

18. Verordnung über die Herstellung, Verpackung, Lagerung und Einfuhr von *Thomasmehl* vom 30. 1. und 30. 9. 1931 (RGBl. I S. 17, 525)

    Beschränkung der Arbeitszeit. Beschäftigungsverbot für Jugendliche.

19. Bekanntmachung betr. die Einrichtung und den Betrieb gewerblicher Anlagen zur *Vulkanisierung von Gummiwaren* vom 1. 3. 1902 (RGBl. S. 59)

    Ausschluß der Beschäftigung Jugendlicher.

20. *Arbeiten mit Flußsäure* — UVV-VBG 59

    § 6 (1) In Ätzereien dürfen nur männliche Personen beschäftigt werden, die über 18 Jahre alt sind.

21. Richtlinien für das *Glänzen von Metallen in Bädern*

    Für die Glanzbäder, in denen Flußsäure oder Salpetersäure enthalten ist, gelten die Unfallverhütungsvorschriften „Arbeiten mit Flußsäure (Fluorwasserstoff)" (VBG 59) § 6 Abs. 1 und „Elektrolytische und chemische Oberflächenbehandlung von Metallen, Galvanotechnik" (VBG 57) § 39 sinngemäß, das heißt, es dürfen nur zuverlässige über 18 Jahre alte männliche Personen beschäftigt werden.

22. UVV-VBG 23 — *Lackier- und Anstricharbeiten unter Anwendung des Spritz- und Tauchverfahrens*

§ 10. Mit dem Spritz- und Tauchlackieren dürfen zuverlässige Personen beschäftigt werden, die damit vertraut und über 18 Jahre alt sind. Lehrlinge dürfen mit diesen Arbeiten zur Ausbildung unter Aufsicht beschäftigt werden, wenn sie über 16 Jahre alt sind.

23. *Metallbeizarbeiten*

Grundsätze des Handelsministers für die gewerbepolizeiliche Überwachung der Metallbeizereien (Metallbrennen) vom 8. 2. 1911 (65)

Jugendliche Arbeiter dürfen in der Beizerei nicht beschäftigt werden.

24. UVV-VBG 57 *Metall-Brennen*

§ 5 (1) In Metall-Brennen dürfen nur männliche Personen beschäftigt werden, die über 18 Jahre alt sind.

25. UVV-VBG 15 — *Schweißen, Schneiden und verwandte Arbeitsverfahren*

§ 1. Die nachstehenden Bestimmungen gelten für das Schweißen, Schneiden, Löten, Anwärmen, Härten, Metallspritzen und ähnliche Verfahren zum Be- und Verarbeiten metallischer Werkstoffe mittels Brenngas-Sauerstoff oder Brenngas-Druckluft, ferner für die elektrischen Schweiß- und Schneidverfahren und für das Thermitschweißen.

§ 2 (1) Arbeiten im Sinne des § 1 dürfen nur von zuverlässigen, über 18 Jahre alten Personen ausgeführt werden, die mit den Einrichtungen und Verfahren vertraut sind. Ungelernte und unter 18 Jahre alte Personen dürfen mit solchen Arbeiten nur unter Aufsicht beschäftigt werden.

(2) Die Bestimmungen des Abs. 1 über das Schutzalter gelten nicht für Arbeiten mit elektrischen Kleinschweißgeräten und für das Schweißen dünner Bleche und Drähte mit Punktschweißmaschinen und Nahtschweißmaschinen. (Als dünn gelten Bleche bis zu 1,5 mm Stärke und Drähte bis zu 3 mm Durchmesser.)

26. Bekanntmachung betr. die Beschäftigung jugendlicher Arbeiter bei der *Bearbeitung von Faserstoffen, Tierhaaren, Abfällen und Lumpen* vom 8. 12. 1909 (RGBl. S. 969)
    Ausschluß bestimmter Arbeiten für jugendliche Arbeiter.
27. Bekanntmachung betr. die Einrichtung und den Betrieb der *Roßhaarspinnereien, Haar- und Borstenzurichtereien sowie der Bürsten- und Pinselmachereien* vom 22. 10. 1902 (RGBl. S. 269)
    Ausschluß bestimmter Arbeiten für jugendliche Arbeiter.
28. *Verordnung über Haarhutfabriken* vom 26. 3. 1938 (RGBl. I S. 347)
    Ausschluß bestimmter Arbeiten für Jugendliche.
29. Bekanntmachung betr. die Beschäftigung von jugendlichen Arbeitern in *Walz- und Hammerwerken* vom 20. 5. 1912 (RGBl. S. 311)
    Einstellungsuntersuchung für jugendliche Arbeiter.
30. Bekanntmachung betr. die Einrichtung und den Betrieb der *Buchdruckereien und Schriftgießereien* vom 31. 7. 1897, 5. 7. 1907 und 22. 12. 1908 (RGBl. S. 614, 405, 654)
    Verbot des Ausblasens der Letternkästen für jugendliche Arbeiter.
31. Verordnung über *Arbeiten in Druckluft* vom 29. 5. 1935 (RGBl. I S. 725)
    Für Jugendliche verboten.
32. Bekanntmachung betr. die Beschäftigung von jugendlichen Arbeitern in *Rohzuckerfabriken, Zuckerraffinerien und Melasseentzuckerungsanstalten* vom 24. 11. 1911 (RGBl. S. 958)
    Ausschluß bestimmter Arbeiten für jugendliche Arbeiter.
33. Bekanntmachung betr. die Beschäftigung von jugendlichen Arbeitern in *Anlagen, die zur Herstellung von Zichorie dienen* vom 25. 11. 1909 (RGBl. S. 968)
    Ausschluß bestimmter Arbeiten für jugendliche Arbeiter.
34. Bekanntmachung betr. die Einrichtung und den Betrieb der zur *Anfertigung von Zigarren bestimmten Anlagen* vom 17. 12. 1907 (RGBl. S. 34)
    Beschäftigung von jugendlichen Arbeitern nur im unmittelbaren Arbeitsverhältnis.

35. Bestimmung über *Hausarbeit in der Tabakindustrie* vom 17. 11. 1913 (RGBl. S. 751)
    Zeitliche Beschäftigungsbegrenzung für Jugendliche.
36. Verordnung zum Schutze gegen Staublungenerkrankung (Silikose) *in der keramischen Industrie* vom 1. 9. 1951 (BGBl. I S. 787, GVBl. 1951 S. 1133)
    Beschäftigungsbegrenzung für Jugendliche.
37. Verordnung über die Beschäftigung Jugendlicher in *Tiefdruckereien* vom 24. 6. 1958 bzw. 11. 8. 1958 (BGBl. I S. 417 bzw. GVBl. S. 772)
    Beschäftigungsbeschränkungen für Jugendliche.
38. Verordnung zum Schutze gegen *Schädigung durch Röntgenstrahlen und radioaktive Stoffe in nichtmedizinischen Betrieben* vom 7. 2. 1941 (RGBl. I S. 88)
    Schutzalter ab bestimmter Strahlungsintensität.

Literaturübersicht

Baader, Handbuch der gesamten Arbeitsmedizin. Urban und Schwarzenberg Verlag 1961.

Baader, Klinische Grundlagen der 46 meldepflichtigen Berufskrankheiten. Urban und Schwarzenberg Verlag 1960.

Bach, Ergebnis von Massenuntersuchungen über die sportliche Leistungsfähigkeit und das Wachstum Jugendlicher in Bayern. Limpert-Verlag Frankfurt 1955.

Becker und *Klaussen*, Sozialreform und Jugend — Jugend im Blickpunkt. Luchterhand-Verlag 1959.

Becksche Textausgaben, Gewerbeordnung. Beck'sche Verlagsbuchhandlung München u. Berlin 1960.

Blätter zur Berufskunde, Band 1. Bertelsmann Verlag Bielefeld 1960.

Buckup, Taschenbuch der Arbeitsmedizin. Georg Thieme Verlag Stuttgart 1957.

Carrié, Praktischer Leitfaden der beruflichen Hautkrankheiten. Georg Thieme Verlag Stuttgart 1951.

Coerper, *Hagen* und *Thomae*, Deutsche Nachkriegskinder. Thieme Verlag Stuttgart 1954.

Ebalt, Unfallpraxis, 3. Auflage. Verlag Walter de Gruyter & Co., Berlin W 30, 1953.

Fanconi-Wallgren, Lehrbuch der Pädiatrie, Verlag Schwabe u. Co. Basel 1961.

Federhen, Der Arzt des öffentlichen Gesundheitsdienstes. Thieme Verlag Stuttgart 1955.

Flury und *Zernik*, Schädliche Gase. Verlag Julius Springer Berlin 1931.

Hagen, Klinik der entschädigungspflichtigen Berufskrankheiten, im Handbuch der gesamten Unfallheilkunde Band 3, VIII. Enke Verlag Stuttgart 1956.

Hellbrügge, *Rutenfranz* und *Graf*, Gesundheit und Leistungsfähigkeit im Kindes- und Jugendalter. Georg Thieme Verlag Stuttgart 1960.

Hermann, Arbeit und Gesundheit der Jugend im ärztlichen Urteil. Deutsches Gesundheitsmuseum Köln.

Hochrein und *Schneider*, Leistungssteigerung, Leistung, Übermüdung, Gesunderhaltung. Thieme Verlag Stuttgart 1953.

Holstein, Grundriß der Arbeitsmedizin. Barth-Verlag Leipzig 1958.

Hoschek und *Mutschler*, Taschenbuch für den medizinischen Arbeitsschutz und die werksärztliche Praxis. Ferd. Enke Verlag Stuttgart 1953.

Jaensch und *Kaiser*, Berufswahl und Auge. Ferd. Enke Verlag Stuttgart 1958.

Knop, Arbeitsschutz im Metallbetrieb. Metall-Verlag GmbH, Berlin-Grunewald 1957.

Koelsch, Lehrbuch der Arbeitshygiene, Band 1 und 2. Ferd. Enke Verlag Stuttgart 1954.

Koelsch, Handbuch der Berufskrankheiten. Gustav Fischer Verlag Jena 1959.

Kretschmer, Körperbau und Charakter. Springer-Verlag 1951.

Lehmann, Praktische Arbeitsphysiologie. Georg Thieme Verlag Stuttgart 1953.

Mellerowicz, Der Kreislauf des Jugendlichen bei Arbeit und Sport. In Vorbereitung.

Moeschlin, Klinik und Therapie der Vergiftungen. Georg Thieme Verlag Stuttgart 1956.

Monjau—Wolff, Jugendarbeitsschutzgesetz. Verlag Walter de Gruyter & Co. Berlin, W 30 1961.

Mutschler, Um die Gesundheit des Industriearbeiters. Ferd. Enke Verlag Stuttgart 1954.

Ordinanz, Der Arbeitsschutz des Einzelnen. Carl Hanser Verlag München 1960.

Reindell, Herz, Kreislaufkrankheit und Sport. Barth-Verlag München 1960.

Rostock, Unfallbegutachtung, 4. Auflage. Mit Nachtrag „Die wichtigsten Rentensätze" von *E. Günther*, Verlag Walter de Gruyter & Co., Berlin W 30, 1957.

Rüssel, Arbeitspsychologie, Verlag H. Huber Bern 1961.

Schmidbauer—Juraschek, Arbeitsphysiologische Probleme im Betrieb. Betriebswirtschaftl. Verlag Dr. Gabler, Wiesbaden 1961.

Schröder, Kompendium der Gesundheitsfürsorge. Georg Thieme Verlag Stuttgart 1959.

Schücking—Huchthausen, Leitfaden der Beschäftigungs- und Arbeitstherapie. Dr. Dietrich Steinkopff-Verlag Darmstadt 1961.

Schulte, Arbeitserleichterung durch Anpassung der Maschine an den Menschen. Hansa-Verlag München 1952.

Schulte—Langforth, Jugendarbeitsschutzgesetz, Erläuterungsbuch. Verlag Franz Vahlen GmbH Berlin/Frankfurt a. M. 1960.

Urchs, Berufliche Hautkrankheiten Editio Cantor Aulendorf /Württ. 1953.

Zentralblatt für Arbeitsmedizin, Gesundheitsvorsorge im Betrieb, 4. Beiheft. Steinkopff-Verlag Darmstadt 1957.

Sachverzeichnis

A

B

H. STURSBERG — S. WITTE

Technik der wichtigsten Eingriffe in der Behandlung innerer Krankheiten

Ein Leitfaden für Studierende und Ärzte

7., neubearbeitete Auflage. Oktav. 194 Seiten. Mit 67 Abbildungen. 1961. Kunststoffeinband DM 18,—

H. NEUMANN — K.-J. BOEDER

Funktionsprüfungen in der Herz-Kreislaufdiagnostik

Groß-Oktav. 132 Seiten. Mit 37 Abbildungen und 2 Tabellen. 1958. DM 9,80

H. M. KUNZE

Grundriß der Ultraviolett- und Infrarot-Behandlung

Oktav. 75 Seiten. Mit 20 Abbildungen. 1959. DM 7,50

H. M. KUNZE

Die einfache haemodynamische Regulationsdiagnostik

Ein Beitrag zur Diagnose der funktionellen Konstitution des Menschen

Groß-Oktav. XII, 218 Seiten. Mit 38 Abbildungen. 1959. Ganzleinen DM 48,—

W. PSCHYREMBEL

Klinisches Wörterbuch

Gegründet von O. Dornblüth. 123.—153. völlig neubearbeitete Auflage. 1959. Oktav. XVI, 980 Seiten. 1385 Abbildungen. Ganzleinen DM 20,—

WALTER DE GRUYTER & CO · BERLIN W 30

vormals G. J. Göschen'sche Verlagshandlung

J. Guttentag, Verlagsbuchhandlung · Georg Reimer · Karl J. Trübner · Veit & Comp.

Handbuch der gesamten Arbeitsmedizin

In 5 Bänden

Herausgegeben von

E. W. Baader
G. Lehmann
H. Symanski
H. Wittgens

Urban & Schwarzenberg
Berlin — München — Wien

W. PSCHYREMBEL

Praktische Geburtshilfe

8., neubearbeitete und ergänzte Auflage. Oktav. XVI, 652 Seiten. Mit 478, teils mehrfarbigen Abbildungen. 1961. Kunststoffeinband DM 30,—

H.-W. BOSCHANN

Praktische Zytologie

Gynäkologische Zytodiagnostik für Klinik, Laboratorium und Praxis

Oktav. XV, 157 Seiten. Mit 108 Abbildungen und 12 mehrfarbigen Bildern. 1960. Ganzleinen DM 30,—

H. IGEL

Gynäkologische Zytodiagnostik

Atlas und Leitfaden

Mit einem Geleitwort von H. Kraatz. Groß-Oktav. VIII, 88 Seiten. Mit 73, meist mehrfarbigen Abbildungen. 1959. Kunststoffeinband DM 58,—

J. UFER

Hormontherapie in der Frauenheilkunde

Grundlagen und Praxis

2., neubearbeitete und erweiterte Auflage. Groß-Oktav. XII, 165 Seiten. Mit 72 Abbildungen. 1960. Plastikeinband DM 32,—

H. PABST

Genitale Chylusfistel und Chyluszyste mit ihren differentialdiagnostischen Krankheitsbildern

Diagnose — Differentialdiagnose — Therapie

Groß-Oktav. VIII, 84 Seiten. Mit 24 Abbildungen. 1960. Ganzleinen DM 18,—

WALTER DE GRUYTER & CO · BERLIN W 30

H.-J. GABKA

Hasenscharten und Wolfsrachen

Groß-Oktav. XII, 139 Seiten. Mit 61 Abbildungen und 23 Tabellen. 1961. Kunststoffeinband DM 28,—

H. GASTEIGER

Augenheilkunde

2. Auflage. Groß-Oktav. Etwa XV, 300 Seiten. Mit etwa 252 Abbildungen. 1961. Ganzleinen etwa DM 38,— (Der Kliniker)

HENRYSSON-HASELOFF-HOFFMANN

Kleines Lehrbuch der Statistik

für Naturwissenschaftler, Mediziner, Sozialwissenschaftler und Pädagogen

Oktav. VII, 173 Seiten. Mit 32 Abbildungen. 1960. Plastikeinband DM 24,—

L. H. RASCH

Lehrbuch der Blutgruppenkunde

Allgemeine und spezielle Serologie der Blutkörperchenmerkmale und ihrer Anwendungsgebiete

Groß-Oktav. IX, 417 Seiten. Mit 89 Abbildungen und 138 Tabellen. 1954. Ganzleinen DM 30,—

G. B. GRUBER

Arzt und Ethik

2., verbesserte und vermehrte Auflage. Oktav. 89 Seiten. 1956. DM 6,80

WALTER DE GRUYTER & CO · BERLIN W 30

Name und Anschrift des Arztes
(Stempel)

Anlage 1
(zu § 2)

Untersuchungsbogen zum Untersuchungsberechtigungsschein Nr. ....

zur Verordnung über die ärztlichen Untersuchungen nach dem Jugendarbeitsschutzgesetz (JArbSchG)
vom 9. August 1960 (BGBl. I S. 665)*)

Name .... Vorname .... männlich ☐ weiblich ☐

geb. am .... in ....

Anschrift ....

wohnt bei Eltern ☐ Pflegeeltern ☐ Lehrherrn ☐ imHeim ☐ sonstige Unterkunft ....

Name und Anschrift der Eltern — des Vormundes*) ....

Name und Anschrift des Arbeitgebers ....

Vorausgegangene Untersuchungen nach dem JArbSchG:

Name und Anschrift des Arztes .... Zeitpunkt der Untersuchung ....

....

I. Familienvorgeschichte

a) Zahl der lebenden Geschwister ....

b) Mutter außerhäuslich erwerbstätig Nein ☐ ja ☐

c) In der Familie (Eltern, Großeltern, Geschwister) sind folgende Krankheiten aufgetreten:

....

....

II. Eigene Vorgeschichte

a) Schulbildung: Abgang aus Volksschule ☐ Mittelschule ☐ höherer Schule ☐ Hilfsschule ☐ Sonderschule für ....
.... aus Schulklasse .... Gewünschter Beruf ....

c) Frühere Krankheiten

Scharlach	☐	rheumatisches Fieber	☐	Gelbsucht	☐	Augenkrankh.	☐
Diphtherie	☐	häufige Bronchitiden	☐	Magen-Darmkrankh.	☐	Ohrenkrankh.	☐
Tbc	☐	Asthma	☐	Skelettkrankh.	☐	Krampfanfälle	☐
häufige Anginen	☐	Diabetes	☐	Hautkrankh.	☐	Sonstige:	

d) Operationen ....

e) Unfälle ....

Unfallfolgen ....

f) Jetzige Beschwerden Nein ☐ ja ☐ Welche? ....

....

....

In ärztlicher Behandlung Nein ☐ ja ☐ Wo? ....

g) Vorgenommene Rö.-Untersuchung der Brustorgane Nein ☐ ja ☐ Wann? .... Wo? ....

In Tbc-Fürsorge Nein ☐ ja ☐ Wo? ....

h) Neigung zu Schwindelanfällen ☐ Kollaps ☐ Kopfschmerzen ☐ Übelkeit ☐

i) Linkshänder ☐ Sprachfehler ☐ Schlafstörungen ☐ Bettnässer ☐

III. Arbeitsvorgeschichte (auszufüllen bei jeder Nachuntersuchung)

a) Wurden bereits berufliche Arbeiten ausgeübt? Nein ☐ ja ☐ Welche (mit Zeitangabe)? ....

....

....

b) Sind bei der Ausübung vorstehender Arbeiten Beschwerden aufgetreten? Nein ☐ ja ☐ Welche (mit Angabe der betreffenden Arbeit oder Tätigkeit)? ....

....

*) Bitte vor der Untersuchung das Merkblatt für die ärztliche Untersuchung Jugendlicher nach dem Jugendarbeitsschutzgesetz, herausgegeben vom Bundesminister für Arbeit und Sozialordnung, durchlesen.

Untersuchungsbogen mit Maschine oder Blockschrift ausfüllen. Zutreffendes unterstreichen oder im Kästchen ankreuzen.

Aus Siebert, Arzt u. Jugendarbeitsschutzgesetz
Walter de Gruyter & Co., Berlin W 30

Name............................ Vorname..................... geb. am ....

Name und Anschrift des Arztes
(Stempel)

Lfd. Nr.		IV. Befund	Erläuterung des Befundes, Zusätzliches u. Ergebnis der Ergänzungsuntersuchung
01	Kräftezustand	robust ☐ gut ☐ ausreichend ☐ herabgesetzt ☐	
02	Ernährungszustand	übermäßig ☐ gut ☐ ausreichend ☐ herabgesetzt ☐	
03	Metrische Angaben	Größe........cm Gewicht m. halber Kleidung........kg Brustumfang ..../........cm	
04	Muskulatur	kräftig ☐ mittel ☐ schwach ☐	
05	Haut	unauffällig ☐ Akne ☐ Ekzem ☐ behindernde Narben ☐	
06	Vergrößerte Lymphknoten	nein ☐ ja ☐	
07	Sehfähigkeit	normal ☐ eingeschränkt ☐ re./li. Brillenträger nein ☐ ja ☐	
08	Farbtüchtigkeit	normal ☐ gestört ☐	
09	Hörfähigkeit	normal ☐ eingeschränkt ☐ re./li.	
10	Nasenatmung	frei ☐ behindert ☐	
11	Gebiß	sanierungsbedürftig nein ☐ ja ☐ Zahnfleischveränderung nein ☐ ja ☐	
12	Tonsillen	normal ☐ verändert ☐	
13	Mißbildung Mund, Rachen	nein ☐ ja ☐	
14	Schilddrüse	normal ☐ verändert ☐	
15	Lungen (auskultatorisch und		

16	Herz (auskultatorisch und perkutorisch)	normal ☐ krankhaft ☐ Puls p. Min.	
17	Bauchorgane (palpatorisch)	normal ☐ krankhaft ☐	
18	Eingeweidebruch	nein ☐ ja ☐	
19	Brustkorb	normal ☐ deformiert ☐	
20	Wirbelsäule Deformierung Schmerzhaftigkeit Bewegungseinschränkung	 nein ☐ ja ☐ HWS ☐ BWS ☐ LWS ☐ nein ☐ ja ☐ HWS ☐ BWS ☐ LWS ☐ nein ☐ ja ☐ HWS ☐ BWS ☐ LWS ☐	
21	Gang	unauffällig ☐ auffällig ☐	
22	Haltung	straff ☐ gelockert ☐ schlaff ☐	
23	Gliedmaßen Deformierung Schmerzhaftigkeit Bewegungseinschränkung Amputation Grobe Kraft eingeschränkt	Arm re. li. / Hand re. li. / Bein re. li. / Fuß re. li. nein ☐ ja ☐ ☐☐ ☐☐ ☐☐ ☐☐ nein ☐ ja ☐ ☐☐ ☐☐ ☐☐ ☐☐ nein ☐ ja ☐ ☐☐ ☐☐ ☐☐ ☐☐ nein ☐ ja ☐ ☐☐ ☐☐ ☐☐ ☐☐ nein ☐ ja ☐ ☐☐ ☐☐ ☐☐ ☐☐	
24	Krampfadern	nein ☐ ja ☐	
25	Auffällige neurologische u. psychiatrische Krankheitssymptome	nein ☐ ja ☐	
26	Gesteigerte veg. Labilität	nein ☐ ja ☐	
27	Urinbefund	normal ☐ E pos. ☐ Z pos. ☐ Ubg vermehrt ☐	

28 Sonstige wichtige Befunde ....

....

....

Aus Siebert, Arzt u. Jugendarbeitsschutzgesetz
Walter de Gruyter & Co., Berlin W 30

Name .... Vorname .... geb. am ....

V. Entwicklungsstand

a) Menarche — noch nicht — mit .... Jahren
Regelstörungen Nein ☐ ja ☐ Welche? ....

b) Entwicklungsstand: altersentsprechend ☐ verfrüht ☐ verspätet ☐

VI. Ergänzungsuntersuchung

Ist eine besondere Ergänzungsuntersuchung zur Beurteilung des Gesundheits- und Entwicklungsstandes notwendig?
Nein ☐ ja ☐ Warum? ....

....

Untersuchung veranlaßt am .... durch ....

....

VII. Beurteilung

a) Bestehen Entwicklungsmängel, Schäden oder Krankheiten?
Nein ☐ ja ☐ Welche? ....

....

b) Ist ärztliche Behandlung empfohlen? Nein ☐ ja ☐
Warum? ....

....

Ist zahnärztliche Behandlung empfohlen? Nein ☐ ja ☐
Andere Ratschläge ....

....

....

c) Ist eine außerordentliche Nachuntersuchung nach § 45 Abs. 3 JArbSchG notwendig? Nein ☐ ja ☐ Zeitpunkt ....
Warum? ....

d) Ist eine nachteilige Auswirkung der bisherigen Arbeiten auf Gesundheit und Entwicklung festzustellen? (Auszufüllen bei Nachuntersuchung)

e) Wird die Gesundheit durch die Ausübung bestimmter Arbeiten gefährdet? Nein ☐ ja ☐

Durch folgende Arbeiten (Zutreffendes unterstreichen):

1. Körperlich schwere — u. mittelschwere Arbeiten — auch wenn nur gelegentlich vorkommend
2. Arbeiten, die ständig oder überwiegend im Stehen — Gehen — Sitzen — Bücken — Hocken — Knien ausgeführt werden
3. Arbeiten, die Heben, Tragen oder Bewegen von schweren Lasten ohne mechanische Hilfsmittel erfordern — auch wenn nur gelegentlich vorkommend
4. Arbeiten, die besondere Anforderungen an das Festhalten und Greifen stellen — bei denen Drücken — Pressen — Stoßen — Schlagen — Drehen — mit der Hand notwendig ist
5. Arbeiten, die Schwindelfreiheit erfordern — Arbeiten mit Absturzgefahr
6. Arbeiten unter ständiger oder überwiegender Einwirkung von Kälte — Hitze — starken Temperaturschwankungen — Feuchtigkeit — Nässe — Witterungseinflüssen
7. Arbeiten unter besonderer Einwirkung von Lärm — Erschütterungen
8. Arbeiten mit besonderer Belastung der Haut — der Schleimhäute
9. Arbeiten, die besonders die Augen belasten — die Farbtüchtigkeit erfordern
10. Arbeiten mit erheblicher nervöser Belastung, nämlich ....
....
11. Durch sonstige Arbeiten: ....
....
....

...., den ....

(Tag der abschließenden Beurteilung)

....

(Unterschrift des Arztes)

Stempel

Aus Siebert, Arzt u. Jugendarbeitsschutzgesetz
Walter de Gruyter & Co., Berlin W 30

Name u. Anschrift des Arztes
(Stempel)

Ärztlich

an die Eltern

gemäß § 46 Abs. 3 des Jugendarbeitsschut

An ....

....

....

Ihr Kind — Ihr Mündel*) ....

(Name, Vorname)

untersucht — nachuntersucht*). Das wesentliche Ergebnis dieser Unter

....

....

....

**) Ich empfehle, daß der/die Jugendliche möglichst bald einen Arzt –

....

Andere Ratschläge: ....

....

....

**) Auf Grund der Untersuchungsergebnisse halte ich die Gesundhei
gefährdet: ....

....

*) Zutreffendes unterstreichen. **) Gegebenenfalls streichen.

Aus Siebert, Arzt u. Jugendarbeitsschutzgesetz
Walter de Gruyter & Co., Berlin W 30

Anlage 2
(zu § 4)

itteilung

den Vormund

etzes vom 9. August 1960 (BGBl. I S. 665)

........................, den ....

.... wurde am .... von mir

ıng ist: ....
....
....
....

hnarzt*) zur Behandlung aufsucht, weil ....
....

....
....
....

s/der Jugendlichen durch die Ausübung nachstehender Arbeiten für
....
....

b. w.

Da der/die Jugendliche nach § 47 Abs. 2 des Jugendarbeitsschutzgese
nicht einem Beruf zuzuführen — ihn/sie nicht in einer Tätigkeit zu be

**) Eine Nachuntersuchung habe ich bis spätestens zum ....
Jugendliche bis zu diesem Termin nachuntersuchen läßt.

nit diesen Arbeiten nicht beschäftigt werden darf, empfehle ich, ihn/sie n*), bei dem/der diese Arbeiten verlangt werden.

.... angeordnet. Bitte sorgen Sie dafür, daß sich der/die

....

(Unterschrift des Arztes)
Stempel

— I

Für den Arbe

Name u. Anschrift des Arztes
(Stempel)

Ärztliche I

nach § 46 Abs. 3 des Jugendarbeitsschutz

.....

Name und Vorname des/der Jugendlichen ....

Anschrift ....

Name und Anschrift der Eltern — des Vormundes*) ....

Der/Die Jugendliche wurde am ....

**) Auf Grund der Untersuchung halte ich die Gesundheit des/der Jug

....

....

Nach § 47 Abs. 2 des Jugendarbeitsschutzgesetzes darf der/die Jugend

*) Zutreffendes unterstreichen. **) Gegebenenfalls streichen.

Aus Siebert, Arzt u. Jugendarbeitsschutzgesetz
Walter de Gruyter & Co., Berlin W 30

ber bestimmt!

Anlage 3
(zu § 5)

cheinigung

tzes vom 9. August 1960 (BGBl. I S. 665)

. . . ., den . . . .

. . . . geb. am . . . .

. . . .

. . . .

mir untersucht — nachuntersucht*).

ichen durch die Ausübung nachstehender Arbeiten für gefährdet: . . . . . .

. . . .

. . . .

e mit diesen Arbeiten nicht beschäftigt werden.

. . . .

(Unterschrift des Arztes)

Stempel

FSC
www.fsc.org
MIX
Papier | Fördert
gute Waldnutzung
FSC® C083411

Zeitfracht Medien GmbH
Ferdinand-Jühlke-Straße 7
99095 Erfurt, Deutschland
produktsicherheit@kolibri360.de